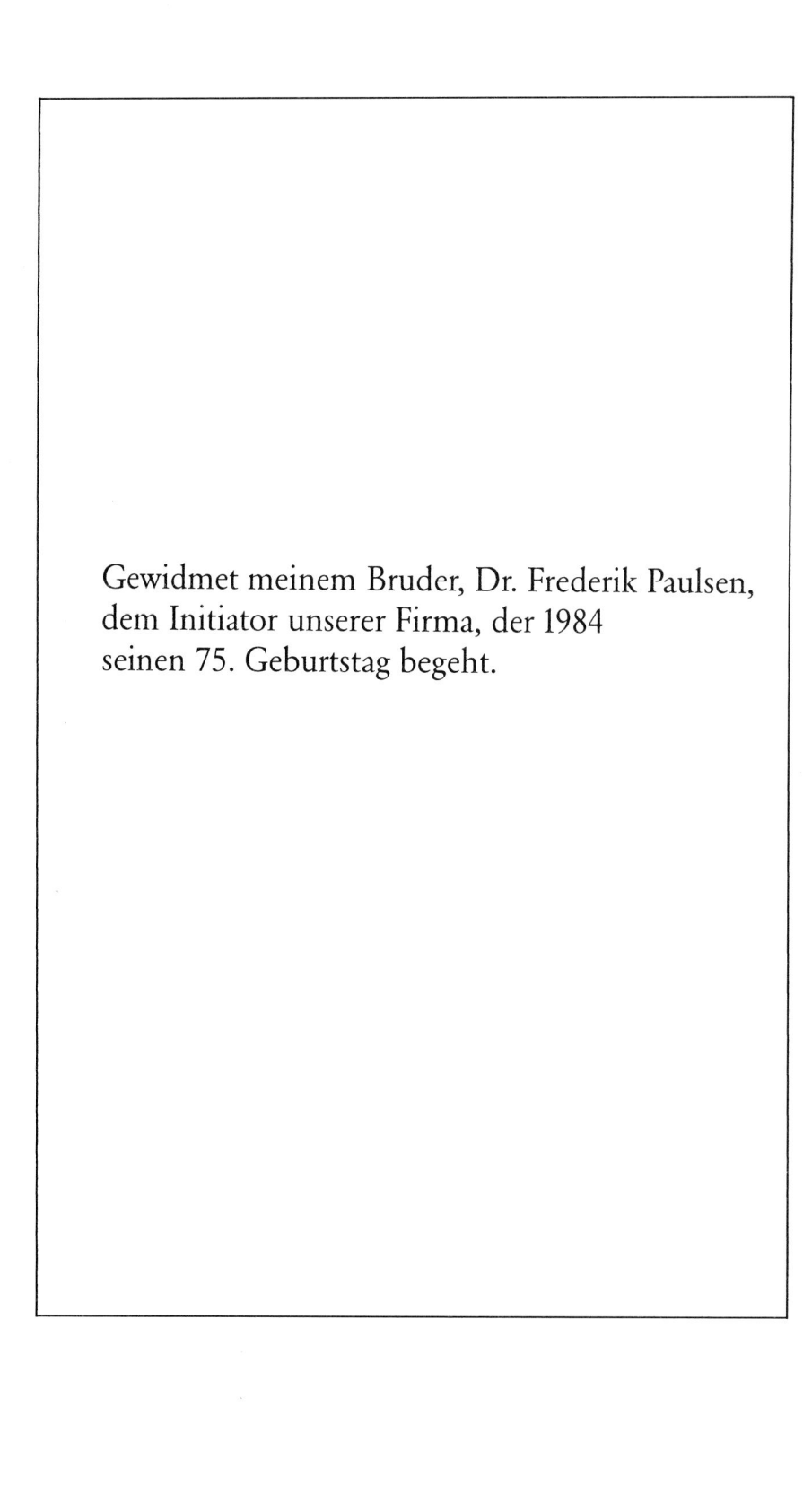

Gewidmet meinem Bruder, Dr. Frederik Paulsen,
dem Initiator unserer Firma, der 1984
seinen 75. Geburtstag begeht.

Ferring Arzneimittel GmbH

Endokrinologische Funktionsdiagnostik

Neurohypophyse
Adenohypophyse
Schilddrüse
Nebenschilddrüse
Nebennierenrinde
Nebennierenmark
Gonaden
Endokrinologische Notfälle

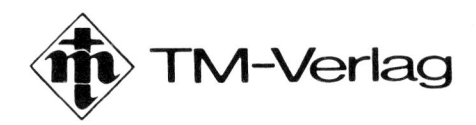

TM-Verlag

Alle Rechte, insbesondere das Recht der Vervielfältigung und Verbreitung sowie der Übersetzung in fremde Sprachen, vorbehalten. Kein Teil dieses Werkes darf in irgendeiner Form (Fotokopie, Mikrofilm oder ein anderes Verfahren) ohne schriftliche Genehmigung des Verlages reproduziert werden.

© 1984 by
TM-Verlag, Bad Oeynhausen, Zum Ostersiek 17

Gesamtherstellung: Kölle-Druck GmbH, 4994 Preußisch Oldendorf

Printed in Germany

ISBN 3-921936-00-4

Vorwort

Nach Erscheinen der ersten Auflage unserer ENDOKRINOLOGISCHEN FUNKTIONSDIAGNOSTIK im Jahre 1977 überraschte uns das große Interesse, welches von seiten der Ärzteschaft diesem handlichen Nachschlagewerk entgegengebracht wurde. In die nun vorliegende zweite Auflage wurden viele Anregungen von seiten der Anwender einbezogen wie auch selbstverständlich dem fortgeschrittenen Wissensstand auf dem Gebiete der Endokrinologie bzw. der endokrinologischen Funktionsdiagnostik Rechnung getragen. Zusätzlich wurden als neue Kapitel die Funktionsdiagnostik der Schilddrüse, der Nebenschilddrüse sowie der Ovarien aufgenommen. Alle Kapitel wurden auf den neuesten Stand gebracht, wobei Anmerkungen zu Dosierungen in der Pädiatrie sowie spezielle Tests für die pädiatrische Funktionsdiagnostik einbezogen wurden. Wir danken hier der Mitwirkung von Dr. med. W. G. Sippell, Abteilung Endokrinologie der Universitäts-Kinderklinik Kiel, sowie Dr. med. R. A. Hümmelink, welcher den redaktionellen Anteil an der Überarbeitung der von Dr. med. H. L. Fehm und Dr. med. K. H. Voigt, Ulm, verfaßten Erstauflage übernommen hat.

Wir hoffen, daß wir mit diesem nun vorliegenden Büchlein einen guten Mittelweg zwischen einer sehr ausführlichen, alles umfassenden Darstellung der endokrinologischen Funktionsdiagnostik und einer sehr knapp gehaltenen Arbeitsanweisung fanden. Unser Ziel ist es, daß der mit der Endokrinologie vertraute Arzt für sich und seine Mitarbeiter ein allzeit verfügbares Nachschlagewerk zur Verfügung hat und der auf speziellen Gebieten weniger vertraute Kollege sich dennoch anhand unseres Büchleins hinreichend informieren kann, um eine sachgerechte Funktionsdiagnostik durchzuführen.

Als pharmazeutisches Unternehmen, welches sich der Erforschung und Produktion von Arzneimitteln auf dem Gebiet der Endokrinologie, insbesondere von Hormonen oder Analogen aus dem Gebiet der Neuroendokrinologie, gewidmet hat, erlauben wir uns, an geeigneter Stelle auf unsere Produkte hinzuweisen.

Alle Leser und Anwender bitten wir herzlich um Kritik und Anregungen, die wir in zukünftige Auflagen gerne einbeziehen möchten.

Dr. med. Otto Paulsen

Inhaltsverzeichnis

Verzeichnis der verwendeten Abkürzungen 11

1. **Neurohypophyse**
   Diabetes insipidus centralis 13–14
   Schwartz-Bartter-Syndrom 15
   Durstversuch 16
   DDAVP-Test 18
   Hickey-Hare-Test (Carter-Robbins-Test) 19–20
   Nikotin-Test 21

2. **Adenohypophyse**
   HVL-Insuffizienz 23–25
   Differentialdiagnose des Minderwuchses 25
   Prolactinom 26
   Differentialdiagnose der Galaktorrhoe 27
   Akromegalie 28–29
   Stimulationstest durch körperliche Belastung 30
   Spontansekretion von Wachstumshormon und
      Wachstumshormon-Nachtprofil 31
   Insulin-Hypoglykämie-Test 32–33
   Arginin-Stimulationstest 34–35
   Glucagon-Test 36
   Propanolol-Test 37
   Clonidin-Test 38
   L-Dopa-Test 39
   GRF-Test 40
   Stimulation der Somatomedin-Sekretion 41
   Orale und intravenöse Glukosebelastung zur Suppression
      bei autonomer Wachstumshormon-Überproduktion ... 42

3. **Schilddrüse**
   Hypothyreose 43–44
   Hyperthyreose 45–46
   Endokrine Ophthalmopathie 47–48

Schilddrüsenmalignome	49
TRH-Test	51–52
TSH-Test	53
Suppressionstest mit Schilddrüsenhormonen	54

4. Nebenschilddrüse

Hypoparathyreoidismus	55–56
Hyperparathyreoidismus	57–58
Ellsworth-Howard-Test	59

5. Nebennierenrinde

Nebennierenrinden-Insuffizienz	61–62
Hypercortisolismus	63–64
Hyperaldosteronismus	65
Adrenogenitales Syndrom	66
Cortisol-Tagesprofil	67
ACTH-Kurztest	68
ACTH-Depot-Test	69–70
Dexamethason-Hemmtest	71–72
CRF-Test	73
Lysin-Vasopressin-Test	74–75
Metopiron-Test	76–77
Renin-Stimulationstest	78
Funktionsteste zum Hyperaldosteronismus	79

6. Nebennierenmark

Phäochromozytom	81–82
Bestimmung der Gesamt-Katecholamine im 24-Stunden-Urin	83
Glucagon-Test zur Diagnostik des Phäochromozytoms	84
Phentolamin-Regitin[R]-Test	85

7. Gonaden

Männlicher Hypogonadismus	87
Differentialdiagnose des männlichen Hypogonadismus	88
Primäre Ovarialinsuffizienz	90
Hyperandrogenämische Ovarialinsuffizienz	91
Hyperprolaktinämische Ovarialinsuffizienz	92

Hypothalamische Ovarialinsuffizienz	92–93
LH-RH-Test	94–95
Pulsatile LH-RH-Stimulation	96
Clomiphen-Test beim Mann	97
HCG-Test	98
Spermiogramm	99–100
Gestagen-Test	101
Östrogentest	102
Clomiphen-Test bei der Frau	103
HMG-Test	104
TRH-Test	105
Metoclopramid-Test	106

8. Endokrinologische Notfälle

Hypophysäres Koma	107–108
Hypothyreotes Koma	109
Thyreotoxische Krise	110–111
Hypercalcämische Krise	112–113
Akute Nebennierenrinden-Insuffizienz (Addison-Krise)	114–115

Im Test genannte FERRING-Präparate ... 117

Literaturverzeichnis ... 118

Verzeichnis der verwendeten Abkürzungen

ACTH	Adrenocorticotropes Hormon (Corticotrophin INN)
ADH	Antidiuretisches Hormon (Vasopressin)
AGS	Adrenogenitales Syndrom
AP	Alkalische Phosphatase
AZ	Allgemeinzustand
BWS	Brustwirbelsäule
Ca	Calcium
cAMP	Cyclisches Adenosinmonophosphat
CRF, CRH	Corticotrophin-Releasing-Factor (Hormone)
DD	Differentialdiagnose
DOPA	Dihydroxyphenylalanin
EEG	Elektroenzephalogramm
FSH	Follikel-Stimulierendes-Hormon
FT_4	Freies Thyroxin
GnRH	Gonadotropin-Releasing-Hormon
GRF, GHRH	Growth-Hormone-Releasing-Factor (Hormone)
Hb	Hämoglobin
HCG	Choriongonadotrophin INN
hGH	human-Growth-Hormone (Wachstumshormon, STH, GH)
HHL	Hypophysenhinterlappen
HK	Hämatokrit
HMS	Homovanillinsäure
HPT	Hyperparathyreoidismus
HVL	Hypophysenvorderlappen
INN	Internationale Kurzbezeichnung (International Nonproprietary Name)
IE	Internationale Einheit
IU	International Unit
KH	Kohlenhydrat
KM	Knochenmark

LATS	Long-Acting-Thyroid-Stimulator
LH	Luteinisierungshormon
LH-RH	LH-Releasing-Hormon (Gonadorelin INN)
LVP	Lysin-Vasopressin (Lypressin INN)
LWK	Lendenwirbelkörper
LWS	Lendenwirbelsäule
M	Morbus
N	Nervus
NNR	Nebennierenrinde
oGTT	oraler Glucosetoleranztest
OHCS	Hydroxycorticosteroide
PIF	Prolactin-Inhibiting-Factor
PRA	Plasma-Renin-Aktivität
PRL	Prolactin
PTH	Parathormon
RIA	Radio-Immun-Assay, Radioimmunoassay
STH	Somatotropes Hormon (Wachstumshormon, HGH, GH)
TBG	Thyroxinbindendes Globulin
Tc	Technetium
T_3	Trijodthyronin
T_4	Thyroxin
THAM	Tris-(hydroxymethyl)-aminomethan
TRH	Thyrotrophin-Releasing-Hormon (Protirelin INN)
TSH	Thyreotropes Hormon (Thyrotrophin INN)
VMS	Vanillinmandelsäure
ZNS	Zentralnervensystem
ZVD	Zentraler Venendruck
ZVK	Zentraler Venenkatheter

1. Neurohypophyse

A.1. Diabetes insipidus centralis (Neurohypophysen-Unterfunktion):

a. Ätiologie:

Diabetes insipidus centralis (ADH-Ausfall*)
1. Idiopathischer Diabetes insipidus (56 %)
   a) hereditär
   b) nicht familiär auftretend
2. Symptomatischer Diabetes insipidus (36 %)
   a) Primär oder metastatischer Hirntumor (Kraniopharyngeom, Leukämie, metastatisches Karzinom)
   b) Traumatisch und nach Hypophysenoperation
   c) Granulome
   d) Entzündungen (Meningitis, Enzephalitis, Tuberkulose, Syphilis)
   e) degenerativ: vasculäre Schäden

b. Symptome:

Meist plötzlich auftretende Polyurie (3–15 l in 24 h) und Polydipsie, Enuresis; bei Nichterkennen lebensbedrohliche hypertone Dehydratation mit Fieber (bes. bei Säuglingen und Kleinkindern) und Kollaps.

c. Diagnose und Funktionsdiagnostik:

1. Messung von Trink- und Urinmenge (4–10 l bis 40 l pro Tag) bei Normalkost und Trinken ad libitum, Messung des spezifischen Gewichts des Urins ($<$ 1005) und der Osmolalität ($<$ 300 mosm/kg H_2O).
2. Bestimmung der Osmolalität in Harn und Plasma morgens nüchtern oder nach mindestens sechsstündigem Dursten.

---

* Nebenwirkungsfreie Substitutions-Behandlung des Diabetes insipidus mit MINIRIN (DESMOPRESSIN INN; DDAVP-diacetat) FERRING.

3. *Durstversuch* (S. 15)
4. *DDAVP*-Test* (S. 17) (ersetzt heute den intravenösen Vasopressin-Test)
5. Test mit Infusion einer hypertonischen Natriumchloridlösung = *Hickey-Hare-Test (Carter-Robbins-Test)*
6. *Nikotin-Test*
7. Bestimmung von ADH (RIA) im Plasma und Harn
8. Röntgen: Schädel, Sella turcica; Ophthalmologische Untersuchung mit Perimetrie, Computertomogramm.

d. Differentialdiagnose:

1. Diabetes insipidus renalis (ADH-resistenter Diabetes insipidus)
    a) hereditär (X-chromosomal-rezessiv)
    b) nach Medikamenteneinnahme z. B. Lithium-Therapie
2. Psychogene Polydipsie
3. Diabetes mellitus
4. chronische Nephritis
5. Hyperparathyreoidismus
6. Kaliummangelsyndrom (z. B. primärer Hyperaldosteronismus)

* MINIRIN (DDAVP-diacetat, Desmopressin-diacetat INN) FERRING

A.2. Schwartz-Bartter-Syndrom (ADH-Überproduktion, „SIADH" = Syndrom der inappropriaten ADH-Sekretion):

a. Ätiologie:
Seltenes Krankheitsbild, bei dem die renale Wasserausscheidung durch vermehrte ADH-Sekretion gehemmt wird.
1. Vorkommen im Zusammenhang mit kleinzelligen Bronchialkarzinomen (sowie Hirn-, Duodenal- und Pankreaskarzinomen).
2. Entzündungen und Verletzungen des ZNS.
3. Patienten unter künstlicher Beatmung
4. Pneumonie, Tbc und Aspergillose
5. Idiopathisch

b. Symptome:
Lethargie,
Gewichtszunahme trotz Appetitverlust,
Übelkeit, Muskelschwäche, Persönlichkeitsveränderung.

c. Diagnose:
ADH (RIA) im Plasma oder Urin erhöht.
Spezifisches Gewicht im Urin > 1002.
Hyperosmolalität des Urins.
Trotz großem Volumen und Hypoosmolalität des Plasmas wird die ADH-Sekretion nicht gebremst („Inappropriate secretion of antidiuretic hormone").
Daraus folgt eine Natriumausscheidung der Nieren und eine Hyponatriämie.
Serum-Harnstoff sehr erniedrigt (unter 10 mg/dl). Kreislauf-, Nieren- und Nebennierenrindenfunktion normal.

B.1. Durstversuch zur Diagnose des Diabetes insipidus

Prinzip:

Erhöhung der Plasmaosmolalität durch Wasserentzug führt zu einer Ausschüttung von ADH (Vasopressin), welches die renale Wasserrückresorption fördert. Der Urinfluß nimmt ab, das spezifische Gewicht bzw. die Urinosmolalität steigen an. Beim Diabetes insipidus wird wegen des fehlenden antidiuretischen Hormons weiter Wasser ausgeschieden bis zur Exsikkose und zum Gewichtsverlust.

Durchführung:

Frühstück mit wenig Flüssigkeit, danach Blase entleeren lassen. Ausgangswerte bestimmen: Körpergewicht, Osmolalität und spezifisches Gewicht im Urin.
Absolutes Trinkverbot; alle 1/2 Stunden Urin lassen: Menge, spezifisches Gewicht, Osmolalität (später gegebenenfalls stündlich) bestimmen; Patienten stündlich wiegen.
Labor: Hk, Na, Cl, Osmolalität (zu Beginn, nach 3 Stunden und bei Beendigung des Tests).

Beurteilung:

Der Durstversuch soll mindestens 6, besser 24 Stunden dauern. Wenn der Patient 3–5 % (bei Kindern 3 %) des Körpergewichts abnimmt, Fieber bekommt oder das Serum-Natrium auf mehr als 165 mol/l ansteigt, muß der Versuch vorzeitig abgebrochen werden.
Cave: Exsikkose, hypernatriämische Toxikose, Hyperthermie (besondere Vorsicht bei Säuglingen und Kleinkindern!).
Steigt das spezifische Gewicht über 1020 und die Osmolalität auf über 700 mosm/kg, so ist ein Diabetes insipidus ausgeschlossen. Wenn die Urinmenge während des Versuchs nicht oder nur wenig abnimmt, das spezifische Gewicht nicht über 1008 bzw. die Osmolalität nicht über 300 mosm/kg ansteigt

und der Patient 3–5 % des Gewichts abnimmt, ist ein Diabetes insipidus wahrscheinlich.

Cave: Ein Patient mit psychogener Polydipsie kann so stark überhydriert sein, daß er noch während längerer Zeit sein im Gewebe retiniertes Wasser in einem Urin mit niedrigem spezifischen Gewicht ausscheidet (Serumosmolalität zu Beginn des Testes in diesem Fall erniedrigt, bei Diabetes insipidus dagegen meist leicht erhöht).

Bei länger als 3 Tage dauernder Wasserdiurese nimmt das Konzentrationsvermögen der Niere ab. Das Konzentrationsvermögen ist dann nur nach mehrtägiger Wassereinschränkung prüfbar.

B.2 DDAVP*-Test (ersetzt heute den i. v.-Vasopressin-Test)

Prinzip:

DDAVP (Desmopressin-diacetat) besitzt eine stärkere und auch protrahierte antidiuretische Wirkung als alle bisher bekannten ADH-Präparate.

Durchführung:

Nach nächtlichem Dursten und morgendlicher Entleerung der Blase soll der Patient alle 15 Minuten Wasser lassen. In Form von ungesüßtem Tee soll die ausgeschiedene Menge nachgetrunken werden.
Vor Beginn eines 15-Minuten-Intervalls bekommt der Patient 0,1 ml (0,05–0,2 ml je nach Alter) DDAVP-Nasentropfen intranasal.
Osmolalität und spezifisches Gewicht im Urin werden bestimmt.

Beurteilung:

Wird im DDAVP-Test ein um mehr als 5 % höherer Urinosmolalitätsanstieg als im Durstversuch oder Hickey-Hare-Test erreicht, so spricht das für einen Diabetes insipidus centralis. Nimmt die Urinmenge 1 Stunde nach DDAVP-Gabe nicht ab, die Urinosmolalität und das spezifische Gewicht nicht zu, so ist beim pathologischen Durstversuch ein Diabetes insipidus renalis anzunehmen.
Cave: Bei nicht eindeutigem DDAVP-Testergebnis sollte der *verlängerte* DDAVP-Test angeschlossen werden, da die chronische Polydipsie zu einem geringeren Ansprechen der Nieren auf ADH bzw. DDAVP führt.
Beim verlängerten DDAVP-Test wird morgens und abends 0,1 ml DDAVP intranasal nach Bestimmung von Gewicht, Hk und der Serum-Osmolalität gegeben. Der Patient mit Diabetes insipidus hört auf zu trinken, während der Patient mit der Polydipsie weiterhin trinkt und überhydriert wird. Die Parameter Gewicht, Hk und Serum-Osmolalität sollten dreimal täglich bestimmt werden. Trinken und Essen ad libitum. Dauer der Untersuchung sollte möglichst drei Tage lang sein.

* MINIRIN (DDAVP-diacetat) FERRING

B.3. Hickey-Hare-Test (Carter-Robbins-Test)

Prinzip:

Durch i.v. Infusion einer hypertonischen Kochsalzlösung (2,5 % NaCl) wird eine Erhöhung der Osmolalität erzielt. Dies führt zu einer Reizung der Osmorezeptoren und damit zu einer Ausschüttung von ADH (Vasopressin).

Durchführung:

Hydrieren des Patienten durch Trinken von 20 ml pro kg Körpergewicht, innerhalb von ca. 30 Minuten (ungesüßter Tee). Der Patient muß dann alle 15 Minuten Wasser lassen und die ausgeschiedene Menge nachtrinken.
Anschließend Infusion einer 2,5 %igen NaCl-Lösung, 9 ml pro kg Körpergewicht, innerhalb von 45 Minuten.
Blutabnahme unmittelbar vor und nach der Infusion zur Bestimmung von Na, Cl, Eiweiß, Hämoglobin, Hämatokrit, Serum-Osmolalität. Bestimmung der Menge, des spezifischen Gewichts und Osmolalität jeder Harnportion.

Kontraindikation:

Kinder unter 6 Jahren.
Bei Herzinsuffizienz besteht durch die NaCl-Belastung die Gefahr eines Lungenödems.

Interpretation:

Die Bestimmung von Na, Cl, Hb, Hk und Eiweiß zeigt, ob der Test richtig durchgeführt worden ist. Hb, Hk und Eiweißkonzentration im Serum nehmen während der Infusion ab, während Na und Cl ansteigen. Patienten mit „psychogener Polydipsie" können zu Beginn des Tests so stark hypoosmolar sein, daß die Infusion keine Hyperosmolalität bewirkt. Dann muß der Test mit einer größeren Menge NaCl wiederholt werden. Reagiert der Patient nicht mit einer Abnahme der Urinmenge und Zunahme des spezifischen Gewichts, so zeigt dies einen Mangel an endogenem Vasopressin (= Diabetes insipidus) an.

Ein falsch pathologischer Ausfall kann gelegentlich durch eine osmotische Diurese vorgetäuscht werden.

In den meisten Fällen ist der Hickey-Hare-Test (Carter-Robbins-Test) entbehrlich, da die Diagnose Diabetes insipidus mit ausreichender Sicherheit mit Hilfe des Durstversuchs und des DDAVP-Tests gestellt werden kann.

B.4 Nikotin-Test

Prinzip:

Durch Nikotin erfolgt über die direkte Wirkung auf die Hypothalamuskerne die Sekretion von Vasopressin aus der Neurohypophyse. Durch die Injektion von Nikotin wird geprüft, ob die Hypophyse noch Vasopressin enthält und ausschütten kann. Erfolgt eine Reaktion auf Nikotin, wird die Wasserausscheidung über denselben Mechanismus wie bei den anderen Tests eingeschränkt.

Durchführung:

Den Patienten 20 ml pro kg Körpergewicht trinken lassen. Alle 15 Minuten soll der Patient Wasser lassen. In Form von ungesüßtem Tee soll dieselbe Menge nachgetrunken werden (spezifisches Gewicht des Urins festhalten). Nach ca. 3 Stunden wird zum Beginn eines 15-Minuten-Intervalls Nichtrauchern 0,5–1 mg Nikotin (bei Rauchern bis 3 mg) i. v. injiziert (1 mg Nikotin-Base entspricht 2 mg Nikotin-Salicylat oder 3 mg Nikotin-Tartrat).
Bei normaler Reaktionslage erfolgt eine Übelkeit. Wird dem Patienten nicht schlecht, sollte die nächsthöhere Dosis gespritzt werden.
Gemessen werden im 15-Minuten-Abstand Volumen, das spezifische Gewicht und die Osmolalität im Urin. Gegebenenfalls kann ADH (RIA) im Plasma und Urin bestimmt werden.

Beurteilung:

Reagiert der Patient nicht auf Nikotin, so muß eine fehlende Vasopressin-Bildung (Diabetes insipidus centralis) oder ein Diabetes insipidus renalis angenommen werden. Erfolgt eine Reaktion auf Nikotin, nicht aber auf osmotischen Reiz (Hickey-Hare-, Carter-Robbins-Test), so muß eine Nichtansprechbarkeit der Osmorezeptoren vorliegen.
Cave: Die Reizschwelle durch Nikotin für eine Vasopressin-Sekretion ist sehr unterschiedlich, d. h. Nikotin kann nicht immer hoch genug dosiert verabfolgt werden, um ein sicher negatives Resultat zu erreichen.

2. Adenohypophyse

A.1. Hypophysenvorderlappen-Insuffizienz

a. Ätiologie:

Als Ursache des Hypopituitarismus kommen folgende Faktoren in Betracht:

1. Hypothalamische Störungen
   suprasselläre Tumoren (Kraniopharyngeom, Gliome)
   Trauma
   Infektion und Granulome (Histiozytosis X, Sarcoidose)
   Hydrocephalus
   kongenitale Mißbildungen

2. Hypophysäre Störungen
   a) neoplastisch
      eosinophiles Adenom bei Akromegalie
      Prolactinome
      Nelson-Tumoren
      endokrin inaktive HVL-Tumoren
      Kraniopharyngeom
      Metastasen

   b) entzündlich
      Autoimmun-Hypophysitis
      Granulome: Sarkoidose, Histiozytosis X, Riesenzellgranulome, andere z. B. Lues, Tbc, Mykosen etc.

   c) vasculär
      post partum Nekrose der Hypophyse (Sheehan-Syndrom), bei Kindern nach Geburtstrauma (Beckenendlage), nicht puerperale Hypophysennekrose (bes. bei Diabetes mellitus)
      intra- und paraselläre Aneurysmen

d) degenerativ
   intraselläre Zysten
   „empty sella" Syndrom
   Hämochromatose
e) traumatisch
   (z. B. Hypophysenstieldurchtrennung)

b. Symptome:

Beim akuten Ausfall durch Traumen steht zuerst die sekundäre NNR-Insuffizienz, evtl. kombiniert mit Diabetes insipidus im Vordergrund. Beim langsamen Krankheitsverlauf fällt zuerst Wachstumshormon aus, wodurch es beim Kind zum Minderwuchs kommt (hypophysärer Minderwuchs). Beim Erwachsenen anschließend Ausfall der Gonadotropine (sek. Hypogonadismus), danach sekundäre Hypothyreose aufgrund der verminderten TSH-Sekretion (Kälteintoleranz, langsamer Puls etc.). Als viertes folgt wegen des ACTH-Mangels eine sekundäre NNR-Insuffizienz (Adynamie, Apathie). Erst nach Zerstörung von etwa 80 % des HVL kommt es zu klinischen Symptomen durch Mangel der peripheren Hormone. Das Gesicht des Patienten ist blaß (ACTH-, MSH-Mangel), oft fehlen die lateralen Augenbrauen (Androgenmangel).
(Besondere Krankheitsbilder: Simmonds-Krankheit = Panhypopituitarismus mit klinischem Vollbild; Sheehan-Syndrom = HVL-Insuffizienz infolge postpartaler Nekrose).

c. Diagnose und Funktionsdiagnostik:

RIA der hypophysären Hormone bei Funktionstests:
1. für Wachstumshormon-Diagnostik:
   a) *Stimulationstest durch körperliche Belastung* (S. 30)
   b) *Spontansekretion im Schlaf* sowie *Wachstumshormon-Nachtprofil* (S. 31)
   c) *Insulin-Hypoglykämie-Test* (S. 32)
   d) *Arginin-Belastungstest* (S. 34)
   e) *Glucagon-Test* (in der Pädiatrie: *Propanolol- und Clonidin-Test*) (S. 36)
   f) *L-Dopa-Test* (S. 39)
   g) *GRF-Test* (S. 40)

2. *LH-RH-Test* für LH und FSH (s. Kap. Gonaden, S. 94)

3. *TRH-Test* für TSH (s. Kap. Schilddrüse, S. 51)
4. für Hypothalamus-Hypophysen (ACTH)-NNR-Achse:
   a) *CRF-Test* (s. Kap. NNR, S. 73)
   b) *Lysin-Vasopressin-Test* (s. Kap. NNR, S. 74)
   c) *Metopiron-Test* (s. Kap. NNR, S. 76)
5. Röntgen: Schädel (Sella turcica) und linke Hand (Bestimmung des Knochenalters und evtl. Epiphysenschluß).
   Bei Tumorverdacht: Computertomogramm
6. *Stimulation der Somatomedin-Sekretion* (S. 41)

d. Differentialdiagnose des Minderwuchses

1. Familiärer Minderwuchs
2. Konstitutioneller Minderwuchs mit verzögerter Adoleszenz
3. Chromosomenstörungen
   Trisomie
   Ullrich-Turner-Syndrom
4. Metabolische Störungen
   angeborene Stoffwechselstörungen
   renale tubuläre Störungen
   rachitogener Minderwuchs
5. Skeletterkrankungen
   Chondrodystrophie
   Epi- und metaphysäre Dysplasien
   Pseudo- und Pseudopseudohypoparathyreoidismus
6. Pränatale Dystrophie (Primordialer Zwergwuchs)
7. Endokrine Störungen
   Hypophysenvorderlappen-Insuffizienz (STH-Mangel)
   Primäre Hypothyreose
   Adrenogenitales Syndrom (nach der Pubertät)
   Cushing-Syndrom
   Diabetes mellitus
   Psychosozialer Zwergwuchs („emotional deprivation" Syndrom)
   familiärer Zwergwuchs mit hohen STH-Spiegeln und Somatomedin-Mangel (Laron-Zwerge, Pygmäen)
8. Prader-Labhart-Willi-Syndrom
9. Laurence-Moon-Bardet-Biedl-Syndrom

A.2. Prolactinom

a. Ätiologie:

In den meisten Fällen handelt es sich um ein Prolactin sezernierendes chromophobes Adenom des HVL (♀ : ♂ = 2:1). Die restlichen chromophoben Adenome produzieren biologisch inaktive Untereinheiten von Glykoproteidhormonen. Bei Frauen ist der Beginn meist zwischen dem 20. und 35. Lebensjahr.

b. Symptome:

Prolactinome führen bei Frauen klinisch zu Infertilität und zum Galaktorrhoe-Amenorrhoe-Syndrom, bei Männern zu Libido- und Potenzverlust (Differentialdiagnose der Galaktorrhoe, s. S. 27).

c. Diagnose und Funktionsdiagnostik:

1. Prolactinspiegel (RIA) im Plasma
2. *TRH-Test* (Durchführung, s. Kap. Schilddrüse, S. 51 und Gonaden, S. 105) bei Tumor läßt sich PRL nicht stimulieren.
3. *Metoclopramid-Test* (s. Kap. Gonaden, S. 106)
4. *LH-RH-Test* (s. Kap. Gonaden, S. 94); Erhöhung der Gonadotropine, die basal kaum noch nachweisbar sind.
5. Rontgen: Schädel, Sella turcica, Computertomogramm
6. Ophthalmologische Untersuchung mit Perimetrie

d. Differentialdiagnose der Galaktorrhoe

Physiologisch
    Schwangerschaft
    Post partum
    Neonatal
Hypophysentumoren
    Prolactinome (= FORBES-ALBRIGHT-Syndrom)
    Morbus Cushing
    Akromegalie (mit und ohne Prolactin-Hypersekretion)
Hypothalamische Schädigung (Fehlen von PIF)
    Läsion im Bereich mediane Eminenz und Hypophysenstiel
    (= AHUMADA-ARGONZ-DEL-CASTILLO-Syndrom)
    bei Auftreten post partum CHIARI-FROMMEL-Syndrom
    postenzephalitischer Parkinsonismus
    Enzephalitis, basale Meningitis
    Pinealistumoren
Primäre Hypothyreose mit Amenorrhoe oder Pubertas praecox
Hyperthyreose
Östrogen produzierende Tumoren, Chorionkarzinom des Hodens.
Nach Beendigung einer hochdosierten Östrogentherapie
Ektopische Prolactin-produzierende Tumoren.
Lokale Faktoren
    Thoraxchirurgie
    Brustkorbverletzungen
    Herpes zoster der Brust
Medikamente
    Phenothiazine
    Kontrazeptiva
    Östrogene
    Rauwolfia-Alkaloide
    Imipramin
    Haloperidol
    Methyldopa

A.3 Akromegalie

a. Ätiologie:

Erkrankung tritt am häufigsten im 3. und 4. Lebensjahrzehnt auf. Die Ursache ist ein Wachstumshormon produzierendes, eosinophiles Adenom der Hypophyse oder ein Wachstumshormon oder GRF sezernierender Bronchial- oder Pankreastumor. Eine Kombination mit anderen hypophysären Dysfunktionen ist häufig.

b. Symptome:

Vermehrtes Wachstum des Skelett- und Bindegewebes, der Muskulatur, der inneren Organe, der Gefäße und der Haut (Akro- und Viszeromegalie). Bei offenen Epiphysenfugen vor der Pubertät kommt es zum Riesenwuchs (Gigantismus).

1. *Paraselläre* Manifestionen

vergrößerte Sella turcica	93 %
Kopfschmerzen	87 %
Sehverschlechterung	63 %
Papillenödem	3 %

2. *STH-Überproduktion*

akrales Wachstum	100 %
Weichteilschwellungen	100 %
Visceromegalie	100 %
Hypermetabolismus	70 %
arthritische Beschwerden	64 %
Hyperhidrosis	60 %
Hypertrichose	53 %
Pigmentation	40 %
Gewichtszunahme	39 %
Struma	25 %
verminderte Glukosetoleranz	25 %

manifester Diabetes mellitus	12 %
Prognathie	häufig
Osteoporose	gelegentlich

3. *Andere Hormone*

gesteigerte Libido	38 %
verminderte Libido	23 %
Galaktorrhoe	4 %

c. Diagnose und Funktionsdiagnostik:

1. STH-Spiegel im Plasma (RIA) erhöht
2. *Suppressionstests: orale oder intravenöse Glucosebelastung* (S. 42)
3. Phosphat im Serum erhöht
4. Hydroxyprolin im Urin erhöht
5. Röntgen: Schädel, Sella turcica, Computertomogramm
6. Ophthalmologische Untersuchung mit Perimetrie

B.1 Stimulationstest durch körperliche Belastung

Prinzip:

Muskelarbeit ist ein physiologischer Reiz der Wachstumshormon-Sekretion.

Durchführung:

z. B. 10–20minütiges Treppensteigen in schärfstem Tempo; Fahrradergometer. Blutabnahme für die Wachstumshormon-Bestimmung vor sowie 10–15 Minuten nach Beendigung des Treppensteigens (30-Minuten-Wert).

Interpretation:

Wachstumshormon sollte auf mehr als 8 ng/ml ansteigen.
Besonders als Schnelltest für ambulante Diagnostik geeignet. Bei bis zu 40 % falsch-negatives Ergebnis. In diesen Fällen muß ein Insulin-Hypoglykämie-Test angeschlossen werden.

B.2 Spontansekretion von Wachstumshormon im Schlaf und Wachstumshormon-Nachtprofil

Prinzip:

Im Schlaf – meist in der ersten Stunde nach dem Einschlafen – erfolgt eine hohe spontane Wachstumshormonausschüttung. Die Sekretion ist in der Nacht 3–10fach stärker als am Tage.

Durchführung:

60–80 Minuten nach dem Einschlafen wird Blut zur Wachstumshormon-Bestimmung abgenommen.
Beim Nachtprofil wird die Wachstumshormon-Sekretion in 20-Minuten-Abständen 6 Stunden lang während des Schlafes gemessen.

Interpretation:

Bei der Spontansekretion im Schlaf sollte das Wachstumshormon im Plasma mindestens 12–15 ng/ml betragen.
Beim Nachtprofil wird die Fläche unter der Kurve berechnet und mit Standardtabellen verglichen. Einzelne Wachstumshormon-Peaks sollten über 15–20 ng/ml liegen.
Die Wachstumshormon-Ausschüttung ist alters- und pubertätsabhängig.

B.3 Insulin-Hypoglykämie-Test

Prinzip:

Die insulininduzierte Hypoglykämie ist ein unspezifischer Reiz für das Hypothalamus-Hypophysen-Nebennierenrindensystem. Bei ausreichender Hypoglykämie (unter 40 mg/dl) kommt es zu einer Stimulation der Sekretion von Wachstumshormon und ACTH.

Indikation:

Verdacht auf Hypopituitarismus (HVL-Insuffizienz)
Verdacht auf Wachstumshormon-Mangel
Verdacht auf sekundäre NNR-Insuffizienz (ACTH-Mangel).

Durchführung:

0,1 Einheiten Normal- (Alt-) Insulin pro kg Körpergewicht i. v. (bei Kleinkindern 0,05–0,075 I. E./kg), bei Patienten mit Akromegalie, Adipositas, Diabetes mellitus oder Cushing-Syndrom höhere Dosierung (0,2–0,3 I. E./kg Körpergewicht). Blutabnahme für Blutzucker, Wachstumshormon und eventuell Cortisol: -30, 0, 15, 30, 45, 60, 90 und 120 Minuten nach Injektion.

Nebenwirkungen und Kontraindikationen:

Bei Patienten mit HVL-Insuffizienz Gefahr schwerer hypoglykämischer Reaktionen (eventuell EEG-Kontrolle).
In jedem Fall vor Beginn des Tests 20 ml Glucose 20 % aufziehen und bereitlegen.

Interpretation:

Der Test ist nur beurteilbar, wenn eine ausreichende Hypoglykämie erzielt worden ist (unter 40 mg/dl bzw. 50 % des Ausgangswertes). Zuverlässiger Test in der Diagnostik von Störungen der Wachstumshormon-Sekretion. Höchster Wachstumshormon-Wert meist nach 30–60 Minuten, gelegentlich auch erst nach 90–120 Minuten.

Cave: Patienten mit Anfallsleiden und Herzrhythmusstörungen.

Normal:
> Wachstumshormon steigt um 8 ng/ml über 0-Wert an nach 30–45 Minuten.

Partieller (regulativer) Wachstumshormon-Mangel:
> Verzögerter Anstieg von Wachstumshormon auf 5–10 ng/ml (Werte sollten kontrolliert werden!). Bei einem Wert über 15 ng/ml ist ein partieller Wachstumshormon-Mangel ausgeschlossen.

Totaler Wachstumshormon-Mangel:
> Kein Anstieg, Wachstumshormon bis 5 ng/ml maximal.

B.4 Arginin-Stimulationstest

Prinzip:

Eine stimulierte Wachstumshormon-Ausschüttung erfolgt über serotoninergen Stimulus durch Arginin bereits schon nach 30–60 Minuten. Dabei entsteht primär keine Hypoglykämie.

Durchführung:

30 g L-Argininhydrochlorid (0,5 g pro kg Körpergewicht) in 100 ml pyrogenfreiem Wasser über 30 Minuten infundieren. Blutentnahmen zur Wachstumshormon-Bestimmung erfolgen vor Infusion (Basalwert) und nach 30, 45, 60, 90 und 120 Minuten.

Die Untersuchung sollte vormittags nach 12 Stunden Fasten und unter Ruhebedingung erfolgen. Die Venenpunktion sollte 30 Minuten vor Abnahme des Basalwertes geschehen, um streßbedingte, spontane Wachstumshormon-Erhöhungen auszuschließen.

Folgende Medikamente beeinflussen die Wachstumshormon-Sekretion und sollten mindestens 48 Stunden vor der Untersuchung abgesetzt werden:

stimulierend	*hemmend*
ß – Rezeptorenblocker	α – Rezeptorenblocker
Bromergocryptin	Bromergocryptin (bei Akromegalie)
	Corticosteroide
L-Dopa	Phenothiazine
Sympathomimetika	Reserpin

Nebenwirkungen:

Allergische Reaktionen auf Arginin (Juckreiz, Übelkeit, Schocksymptomatik) zwingen zum sofortigen Abbruch des Tests. Ferner sollte bei Herzinsuffizienz wegen der Volumenbelastung dieser Test nicht angewendet werden.

Interpretation:

Höchster Wachstumshormon-Anstieg nach 30 bis 60 Minuten, gelegentlich erst nach 90 bis 120 Minuten.

STH-Anstieg:	auf 8-35 ng/ml — mindestens auf 3fachen Basalwert nach 30–60 Minuten	kein Wachstumshormon-Mangel
	5–10 ng/ml	Verdacht auf partiellen Wachstumshormon-Mangel
	unter 5 ng/ml	vollständiger Wachstumshormon-Mangel

Folgende Faktoren führen in der Regel zu einer symptomatischen Mindersekretion von Wachstumshormon und müssen differentialdiagnostisch berücksichtigt werden:

    Emotionale Faktoren (Depression, „emotional deprivation")
    Anorexia nervosa und Unterernährung
    Adipositas und schwere Fettstoffwechselstörung
    Hypothyreose
    Hyperthyreose (nicht jedoch das toxische Adenom)
    Cushing-Syndrom
    verzögerte Pubertät
    Schwangerschaft
    Parkinsonismus
    intrazelluläre Kaliumverarmung

B.5 Stimulation durch Glucagon

Prinzip:

Glucagon bewirkt über eine ß-Blockade eine Wachstumshormon-Sekretion.

Durchführung:

Blutentnahme und Bestimmung von Wachstumshormon im Serum (Basalwert); anschließend wird 0,05-1 mg/kg Glucagon subcutan injiziert.
Die Blutentnahmen für die weitere, stimulierte Wachstumshormon-Bestimmung erfolgen nach 60, 90, 120 und 180 Minuten.
Der Glucagon-Test kann mit dem Propanolol-Test (s. S. 37) kombiniert werden.

Interpretation:

Wie Argininbelastung (s. S. 34)
Bei unzureichendem Anstieg sollte zur weiteren Diagnostik ein Insulin-Hypoglykämie-Test angeschlossen werden.

B.6 Propanolol-Test (nur speziell für pädiatrische Funktionsdiagnostik)

Prinzip:

Wachstumshormon-Anstieg durch ß-Blockade ohne Hypoglykämie und ohne Azidose. Bei Verdacht auf Wachstumshormon-Mangel ist der kombinierte Glucagon/Propanolol-Test bei Säuglingen und Kleinkindern besonders empfehlenswert.

Durchführung:

Der Patient soll während des Tests nüchtern sein.
Propanolol (z. B. Dociton [R]) wird p. o. in einer Dosierung von 1 mg/kg Körpergewicht (max. 40 mg) gegeben. Blutentnahmen erfolgen bei 0, 30, 60, 90, 120, 180 min zur Blutzucker- und Wachstumshormon-Bestimmung.

Bewertung:

Es sollte ein Wachstumshormon-Anstieg auf mindestens 8 ng/ml erfolgen. Bei Wachstumshormon-Mangel erfolgt keine Stimulation.

B.7 Clonidin-Test (nur speziell für pädiatrische Funktionsdiagnostik)

Prinzip:

Clonidin ist der stärkste derzeit bekannte Wachstumshormon-Stimulus (α-adrenerg). Auch hierbei tritt keine Hypoglykämie auf.

Durchführung:

Dem nüchternen Patienten werden 0,075 mg Clonidin (Catapresan^R Tbl. 0,150 mg) pro m² Körperoberfläche oral gegeben. In dieser Dosierung kommt es zwar zu Müdigkeit, aber praktisch nicht zur Blutdrucksenkung. Die venösen Blutentnahmen zur Wachstumshormon-Bestimmung erfolgen bei 0, 30, 60, 90 und 120 min.

Bewertung:

Normalerweise erfolgt ein Wachstumshormon-Anstieg im Plasma auf 15 ng/ml nach 30-60 min. Keine Stimulation bei Wachstumshormon-Mangel.

B.8 L-Dopa-Test

Prinzip:

Über serotoninerge Stimuli führt L-Dopa zu einer Wachstumshormon-Ausschüttung.
Seine Wirkung kann in Kombination mit Propanolol und dem Decarboxylase-Blocker L-Carbidopa verstärkt werden.

Durchführung:

500 mg L-Dopa pro kg (bei Kindern unter 15 kg 125 mg, 15-30 kg 250 mg L-Dopa) Körpergewicht sollen vom Patienten eingenommen werden. Die Blutentnahmen für die Wachstumshormon-Bestimmung erfolgen vor der Einnahme sowie 60, 90 und 120 Minuten danach.

Interpretation:

Der Anstieg von Wachstumshormon sollte im Normalfall 6–8 ng/ml betragen. Bei Akromegalie kommt es bei erhöhten Basalspiegeln zu einem Abfall der Wachstumshormon-Sekretion.

B.9 GRF-Test

Prinzip:

GRF (Growth-Hormone-Releasing-Factor, GHRH) stimuliert die Wachstumshormon-Ausschüttung aus der Hypophyse.

Durchführung:

Blutentnahme zur Wachstumshormon-Bestimmung (Basalwert). Morgens werden GRF (1–29, 1–40 oder 1–44) nüchtern in einer Dosierung von 1µg/kg Körpergewicht i. v. im Bolus injiziert.
Die weiteren Abnahmen zur Untersuchung der stimulierten Werte erfolgen nach 5, 15, 30, 45, 60, 90 und 120 Minuten.

Interpretation:

Bei einem hypothalamischen Defekt erfolgt ein signifikanter (mindestens 10–15 ng/ml) Anstieg des Wachstumshormons, der nach der ersten GRF-Gabe noch subnormal sein kann. Gegebenenfalls ist mehrmalige GRF-Gabe erforderlich.

B.10 Stimulation der Somatomedin C-Sektion

Prinzip:

Bei ausreichender Wachstumshormon-Sekretion wird Somatomedin C in der Leber gebildet, welches die Knorpelzelle zu vermehrtem Wachstum anregt. Die Serum-Somatomedinspiegel zeigen nur geringe tägliche Schwankungen.
Bei Verdacht auf periphere Wachstumshormon-Resistenz kann mit Hilfe von exogenem Wachstumshormon der Anstieg der Somatomedine überprüft werden.

Indikation:

Verdacht auf Minderwuchs aufgrund von biologisch inaktivem Wachstumshormon (Kowarski-Syndrom), Somatomedinmangel infolge Rezeptordefekts in der Leber (Laron-Zwergwuchs). Zur Kontrolle der biologischen Wirksamkeit am Beginn und während einer Wachstumshormon-Substitutionstherapie.

Durchführung:

2 mg humanes Wachstumshormon werden morgens i. m. an zwei aufeinanderfolgenden Tagen injiziert. Die 15 ml-Blutentnahmen zur radioimmunologischen Somatomedin C-Bestimmung im Serum erfolgen vor der ersten und 24 Std. nach der zweiten Wachstumshormon-Gabe.

Interpretation:

Normal ist ein Anstieg des Somatomedin C auf über 50 % des Ausgangswertes.

B.11 Suppressionstests bei autonomer Wachstumshormon-Überproduktion
Orale oder intravenöse Glucosebelastung

Prinzip:

Ein Anstieg des Blutzuckers führt bei intakter Regulation zu einer Hemmung der Wachstumshormon-Sekretion.

Vorbereitung des Patienten:

s. Arginin-Stimulationstest, S. 34.

Durchführung:

1,75 g pro kg Körpergewicht Glucose per os oder 0,33 g pro kg Körpergewicht intravenös.

Blutabnahme für die Blutzucker-, Cortisol- und Wachstumshormon-Bestimmungen nach 0, 30, 60, 120 Minuten.

Interpretation:

Beim Gesunden Suppression der Wachstumshormon-Spiegel auf kaum noch meßbare Werte; bei Akromegalie/Gigantismus dagegen kein nennenswerter Wachstumshormon-Abfall. Gelegentlich findet sich sogar ein paradoxer Anstieg der Wachstumshormon-Spiegel.

Eine unzureichende Suppression kann auch bei Stress vorkommen.

Charakteristische Befunde bei autonomer Wachstumshormon-Sekretion:

Basalwerte 5 bis 50 ng/ml und höher, keine Suppression durch Glucose. Meist keine weitere Stimulation moglich. Nach Therapie oder Spontanremission durch Tumornekrose identische Wachstumshormon-Sekretionskurven auf niedrigem Niveau.

3. Schilddrüse

A.1 Hypothyreose

a. Ätiologie:

Die Hypothyreose beruht auf einer unzureichenden Versorgung der Körperzellen mit Schilddrüsenhormonen.

Die angeborene Hypothyreose zeigt sich als Schilddrüsenaplasie oder -dysplasie sowie als Jodverwertungsstörung.

Bei der postnatalen Hypothyreose wird unterschieden zwischen primärer Hypothyreose (hoher TSH-Spiegel), die auf einen idiopathischen, entzündlichen, neoplastischen, medikamentösen bzw. postoperativen Ursprung zurückgeht, und einer sekundären Hypothyreose, die bei TSH-Mangel durch Funktionseinschränkungen des HVL meist aufgrund von Hypophysenadenomen entsteht.

Als tertiäre Form wird die hypothalamische Störung mit TRH-Ausfall bezeichnet.

b. Symptome:

Bei Neugeborenen:
offene kleine Fontanelle
Cutis marmorata
Icterus neonatorum prolongatus
Nabelhernie
Trinkschwierigkeiten
Makroglossie
Verzögerung des Wachstums und der Knochenreifung
Statomotorische und psychomentale Retardierung

Erworbene Schilddrüsenunterfunktion:

Körperlicher und geistiger Leistungsabfall	90 %
Kälteempfindlichkeit	81 %
Trockene Haut und Haare	74 %
Gewichtszunahme	51 %
Obstipation	39 %
Rheumatoide Beschwerden	33 %
Tiefere Stimmlage	25 %

c. Diagnose und Funktionsdiagnostik:

1. *TSH basal (RIA) > 6 µE/ml und mit TRH stimuliertes TSH > 25 µE/ml (TRH*-TEST, S. 51)*
2. Gesamt-T_4 (RIA) im Serum   < 8–12 µg/dl   (< 65–155 nmol/l)
3. TBG (RIA) im Serum   < 13–30 mg/l   (< 220–510 nmol/l)
4. T_4/TBG-Quotient   < 1,1 ± 0,9
5. FT_4 (RIA)   < 0,8–2,0 ng/dl   (< 10–26 pmol/l)
6. *TSH**-Test* (S. 73)
7. Bestimmung von Schilddrüsenantikörpern (Hämagglutinationstest nach Boyden) im Serum.
8. Szintigramm mit ^{99m}Tc oder spezifischer mit ^{123}J
9. *Hypothyreose-Screening bei Neugeborenen:* am 5. Lebenstag werden einige Tropfen Kapillarblut auf Filterpapier zur TSH-Bestimmung (≦ 20 µE/ml normal) gegeben (RIA und Auswertung in regionalem Screening-Labor).

Die Achillessehnenreflexzeit (ASR 350 ms) und die Bestimmung der Cholesterin- und Triglyceridspiegel sind heute wegen Unspezifität zur exakten Diagnostik verlassen worden, können aber als zusätzliche, unspezifische Parameter herangezogen werden.

* TRH-FERRING
** THYRATROP-FERRING

A.2. Hyperthyreose

a. Ätiologie:

Als eigentliche Ursache ist eine Autoimmunerkrankung am wahrscheinlichsten. Die Schilddrüse produziert und sezerniert autonom im Überschuß die Schilddrüsenhormone T_3 oder/und T_4.

Augen- und Stimmveränderungen müssen nicht, können aber mit einer Hyperthyreose einhergehen. Der TSH-Spiegel im Serum ist erniedrigt und kann durch TRH im Test nicht gesteigert werden.

Folgende Krankheitsbilder werden der Hyperthyreose zugeordnet:

1. Hyperthyreose vom Basedow-Typ (Graves disease) (hierbei spielen die Schilddrüse stimulierenden Immunoglobuline (TSI) wie z. B. LATS im Serum eine entscheidende Rolle).
2. Autonomes Adenom
3. Tumoren, die TSH oder TSH-ähnliche Substanzen sezernieren
4. Thyreoiditis – de Quervain – (passager)
5. Überdosierung von Schilddrüsenhormonen
6. Schilddrüsenkarzinome
7. Hyperthyreosis factitia

b. Symptome:

Psychische und motorische Unruhe mit feinschlägigem Tremor; warme, feuchte Haut; Nervosität, Schlaflosigkeit; Tachycardie, Gewichtsverlust trotz Heißhunger, erhöhter Grundumsatz; häufig Haarausfall, Muskelschwäche und Durchfälle.

c. Diagnose und Funktionsdiagnostik:

1. T_3 (RIA) im Serum $\quad > 0{,}70\text{--}1{,}80$ g/dl $\;(>1{,}10\text{--}2{,}87$ nmol/l)
   Bei ca. 5–10 % der Hyperthyreosen werden nur erhöhte T_3-Spiegel gemessen.
2. T_4 (RIA) im Serum $\quad > 5{,}0\text{--}12{,}0$ g/dl $\;(> 65\text{--}155$ nmol/l)
3. TBG (RIA) im Serum $\quad > 13\text{--}30$ mg/l $\;(> 220\text{--}510$ nmol/l)
4. T_4/TBG-Quotient oder $\quad > 11{,}2 \pm 3{,}6$
5. FT_4 (RIA) im Serum $\quad > 0{,}8\text{--}2{,}0$ ng/dl $\;(> 10\text{--}26$ pmol/l)
6. Negativer TRH Test (S. 51)
7. Negativer Suppressionstest (S. 54) bei knotiger Struma und negativem TRH-Test, sowie normalen T_3- und T_4- Werten im Serum.
8. Schilddrüsen-Antikörpernachweis
9. Szintigraphie mit ^{99m}Tc; bei Verdacht auf autonomes Adenom: übersteuertes Szintigramm.

Hinweis:

Die Schwere der Erkrankung richtet sich nicht nach der Schilddrüsenhormonkonzentration im Serum, sondern nach den klinischen Symptomen.

A.3. Endokrine Ophthalmopathie

a. Ätiologie:

Nach heutiger Auffassung handelt es sich bei der endokrinen Ophthalmopathie (Orbitopathie) um eine eigenständige Autoimmunerkrankung des retrobulbären Gewebes, deren Ursache unbekannt ist. Es kommt hierbei zu einer lymphozytären und plasmazellulären Infiltration sowie der Einlagerung von Mucopolysacchariden in die extraokulären Muskeln und Augenanhangsgebilde.

Die endokrine Ophthalmopathie kann gemeinsam mit einer Hyperthyreose vom Basedow-Typ oder mit einer Hashimoto-Thyreoiditis vorkommen. Der klinische Verlauf von Hyperthyreose und Ophthalmopathie korreliert in vielen Fällen jedoch nicht.

b. Symptome:

Exophtalmus, Lidödeme und Augenmuskellähmungen; ferner Retraktion des Oberlides (Dalrymple-Zeichen), seltener Lidschlag (Stellwag-Zeichen) und Glanzaugen; Zurückbleiben des Oberlides bei Blicksenkung (Graefe'sches Zeichen) und Konvergenzschwäche (Moebius-Zeichen). Die Symptome können ein- oder beidseitig auftreten.

Komplikationen beim malignen Exophthalamus sind:
schwere Konjunktivitis, Chemosis, lokale Infektionen, Keratitis e lagophthalmo, Ulzerationen der Hornhaut.

Stadienentwicklung der endokrinen Ophthalmopathie (Deutsche Gesellschaft für Endokrinologie, Sektion Schilddrüse)

  I Oberlidretraktion (Dalrymplesches Phänomen), Konvergenzschwäche
  II mit Bindegewebsbeteiligung (Lidschwellungen, Chemosis, Tränenträufeln, Photophobie)
  III mit Protrusio bulbi sine bulborum (pathologische Hertel-Werte, mit und ohne Lidschwellungen)
  IV mit Augenmuskelparesen (Unscharf- oder Doppeltsehen)
  V mit Hornhautaffektionen (meistens Lagophtalmus mit Trübungen, Ulzerationen)
  VI mit Sehausfällen bis Sehverlusten (Beteiligung des N opticus)

c. Diagnose und Funktionsdiagnostik:

Überprüfung der Schilddrüsenfunktionslage (s. Hyperthyreose, S. 45)
Bestimmung von Schilddrüsenantikörpern
Prüfung der Lidmotilität und der Bulbusmotilität
Messung der Protrusio bulborum mit Exophthalmometer von Hertel besonders bei einseitigem Exophthalmus: Abgrenzung zu anderen raumfordernden Prozessen der Orbita durch Sonographie, Röntgen und Computertomogramm.

d. Ergänzung:

Bei der endokrinen Dermatophatie (prätibiales Myxödem) und Akropachie handelt es sich wahrscheinlich ebenfalls um Autoimmunerkrankungen, die bei jeder Stoffwechsellage der Schilddrüse vorkommen können — meistens jedoch bei Hyperthyreose.

A.4. Schilddrüsenmalignome

a. Ätiologie:

Einen karzinogenen Effekt haben in erster Linie ionisierende Strahlen (Röntgenbestrahlung) im Halsbereich. Außerdem wird als Ursache eine verstärkte TSH-Stimulierung in Kropf-Endemiegebieten diskutiert.

1. Karzinome
   a) differenziert (follikulär, papillär und follikulärpapillär) 63,1 %
   b) anaplastisch (kleinzellig, spindelzellig, riesenzellig) im höheren Alter 23,8 %
   c) medullär (C-Zell-Karzinom — evtl. erhöhter Calcitonin-Spiegel).
2. Malignes Lymphom
3. Sarkom
4. Hämangioendotheliom } insgesamt 13,1 %
5. Malignes Teratom
6. Metastasen

b. Symptome:

Wachstum eines Knotens in der Schilddrüse. Der Knoten besitzt eine harte Konsistenz und eine geringe Verschieblichkeit. Vergrößerte regionale Lymphknoten, die meist nicht druckschmerzhaft sind.

c. Diagnose und Funktionsdiagnostik:

siehe Diagnostik der Hyperthyreose, S. 46.
Szintigramm mit ^{99m}Tc-Pertechnetat („kalter", selten „heißer" Knoten)
Hinweis:
Bei Malignom zum Aufspüren der Metastasen und bei geplanter Radiojodtherapie empfiehlt sich ein Szintigramm mit ^{131}J.
Aspirationsbiopsie (Maligne Zellen?)
Thyreoglobinspiegel (RIA) im Serum stark erhöht $> 50 \mu l/l$ (altersabhängig)
Bei C-Zell-Karzinom: Calcitoninbestimmung (RIA)

A.5. Blande (euthyreote) Struma

Die blande Struma ist eine Ausschlußdiagnose, d. h. Hypothyreose, Hyperthyreose, eine Thyreoiditis und eine Struma maligna sind auszuschließen.

B.1. TRH*-Stimulationstest (Thyreotrophin-Releasing-Hormon)

Prinzip:

Der TRH-Test ist der wichtigste Funktionstest in der Schilddrüsendiagnostik. Mit Hilfe des Tests wird der Regelkreis Hypothalamus-Hypophyse-Schilddrüse sowie der negative Feedback-Mechanismus der peripheren Schilddrüsenhormone (T_3, T_4) überprüft. TRH stimuliert die Sekretion von TSH und PRL aus dem Hypophysenvorderlappen, die anschließend radioimmunologisch im Serum gemessen werden können.

Durchführung:

Der Test sollte frühestens 2 Stunden postprandial durchgeführt werden. Blutentnahmen zur Bestimmung des Basal-TSH-Wertes. 0,2–0,4 mg TRH (bei Kindern 100 $\mu g/m^2$ Körperoberfläche) werden langsam intravenös injiziert. Die TSH-Ausschüttung erreicht nach 30 Minuten ihr Maximum. Zur Beurteilung werden der Basalwert und der Maximalwert (Δ TSH, Δ PRL) verglichen (Kontraindikation: Schwangerschaft und schwere Hypophysenerkrankungen)

---

* TRH-FERRING

Beurteilung:

TSH-Basalwert (RIA) 0 – 0,5 µE/ml

Funktionslage d. Schilddrüse	TSH-Spiegel basal µE/ml	TSH nach TRH µE/ml	Δ TSH µE/ml	
1. Euthyreose	≦ 7 normal	≦ 25 Anstieg	≧ 2	< 25
2. Hyperthyreose dekompensiertes autonomes Adenom	< 7 niedrig	< 7 kein Anstieg	< 2	
3. primäre Hypothyreose subklinische Hypothyreose	> 7 erhöht	> 25 starker Anstieg	> 25	
4. Sek. (HVL-) Hypothyreose	– nicht nachweisbar	kein Anstieg	–	
5. Tertiäre Hypothyreose	– niedrig	verzögerter Anstieg (Maximum nach 1–2 Std.)	≧ 2	< 25

Pharmaka (Glucocorticoide, L-Dopa, Acetylsalicylsäure, STH, ACTH und Thyreostatika) schränken den TRH-Test ein und sollten vorher abgesetzt werden.

B.2. TSH*-Stimulationstest

Prinzip:

TSH (Thyreotrophin INN) stimuliert in der Schilddrüse die Synthese und Freisetzung der Schilddrüsenhormone. Als Maß für die Schilddrüsenfunktion können Hormone (T_3-, T_4-RIA) im Blut bestimmt werden. Besser ist jedoch die Untersuchung des thyreoidalen ^{131}J-Umsatzes. Es kann mittels dieses Tests eine primäre und sekundäre Hypothyreose sowie die Leistungsreserve der Schilddrüse bei Therapie mit Schilddrüsenhormonen festgestellt werden.

Durchführung:

Messung einer 2 Std-Radiojodaufnahme (^{131}J), anschließend werden 1–2 Tage nacheinander 5 I.E. TSH intramuskulär injiziert. 16 Stunden nach TSH-Gabe wird erneut ^{131}J verabreicht und die Radiojodaufnahme bestimmt.
Beim TSH-Schnelltest werden einmalig 10 I.E. injiziert.

Interpretation:

Die erneute Radiojodaufnahme nach TSH-Stimulierung ist bei Euthyreoten mehr als 50 % höher, bei sekundärer Hypothyreose mehr als 10 % höher, jedoch bei primärer Hypothyreose unverändert. T_4 steigt um 3 μg/dl an. Der Stimulationstest ist ebenfalls negativ bei Hyperthyreosen und endokriner Ophthalmopathie.

Hinweis:

Der TSH-Test wird heute weitgehend durch den einfacheren TRH-Test ersetzt.
Bei einem medikamentös bedingten Jodisationsblock ist der TSH-Test positiv.

* THYRATROP FERRING

B.3. Suppressionstest mit Schilddrüsenhormonen

Prinzip:

Durch Schilddrüsenhormone (T_3, T_4) wird bei normalem Stoffwechsel die Stimulation der Schilddrüse durch das hypophysäre TSH unterdrückt.

Durchführung:

Nach Messung einer ersten Radiojodaufnahme erhält der Patient entweder 7 Tage lang 3 x 25 µg tgl. Trijodthyronin oral oder 1 x 3 mg L-Thyroxin an einem Tag oral. Anschließend erfolgt eine erneute Bestimmung der ^{131}J-Aufnahme.

Bewertung:

Bei Euthyreose soll die 2. Radiojodaufnahme, der supprimierte Wert, um mindestens 30 % niedriger sein. Der Suppressionstest fällt bei einer Hyperthyreose und bei einer endokrinen Ophthalmopathie (auch bei euthyreoter Stoffwechsellage) negativ aus.

Der Suppressionstest wird nur für die Diagnose sonst nicht klärbarer Hyperthyreosen eingesetzt.

Hinweis:

Bei jeder Form der Hyperthyreose ist eine Radiojoddiagnostik nur bei geplanter Radiojodtherapie sinnvoll.

4. Nebenschilddrüse

A.1. Hypoparathyreoidismus

a. Ätiologie:

Die verminderte Produktion von Parathormon (PTH) tritt auf:
1. bei angeborenem Hypoparathyreoidismus aufgrund einer Aplasie oder Hypoplasie der Parathyreoidea
2. bei Läsion oder operativer Entfernung der Nebenschilddrüse z. B. bei Strumektomie
3. als idiopathischer Hypoparathyreoidismus als Folge eines Autoimmunprozesses (selten).

b. Symptome:

Der Ausfall des Parathormons führt zur Hypocalcämie, Hyperphosphatämie, Hypocalcurie, Hypophosphaturie. Das Sinken des Calciumspiegels im Blut führt zur Tetanie mit Pfötchenstellung der Hände bei erhaltenem Bewußtsein. Im späteren Verlauf der Erkrankung kommt es zu trophischen Störungen an der Haut, an den Nägeln und Haaren sowie zu Verkalkungen der Linse (Katarakt), in den Lungen und den Hirnganglien.

c. Diagnose und Funktionsdiagnostik:

1.	Ca++	im Serum erniedrigt
		< 9,0–10,5 mg/dl (< 2,25–2,62 nmol/l),
		im Urin erniedrigt (auf 10 bis 50 mg pro 24 Std).
2.	Phosphat	im Serum erhöht
		> 2,6–4,5 mg/dl (> 0,84–1,45 nmol/l),
		im 24 Std.-Urin erniedrigt < 700 mg.
3.	cAMP	im Urin erniedrigt
4.	PTH (RIA)	vermindert bis unterhalb der Nachweisgrenze:
		< 100pg/ml (< 10 pmol/l)
5.	AP	normal (55–150 U/l)
6.	EKG	QT-Verlängerung
7.	*Ellsworth-Howard-Test*	(S. 59)

Chvostek-Zeichen: positiv, d. h. beim Beklopfen der Wange im Gebiet des Nervus facialis treten Zuckungen auf.

Troussau-Zeichen: positiv, d. h. bei Kompression des Oberarms für einige Minuten kommt es zur Pfötchenstellung der Hand.

A.2. Hyperparathyreoidismus

a. Ätiologie:

Als Ursache für die vermehrte Freisetzung von Parathormon stehen die solitären Adenome mit über 80 % im Vordergrund. Ferner liegen dem primären Hyperparathyreoidismus multiple Adenome, eine Hyperplasie der Epithelkörperchen und in seltenen Fällen ein Karzinom zugrunde. Bei hypocalcämischen Erkrankungen infolge enteraler (Malabsorption, Maldigestion) oder renaler (Niereninsuffizienz) Störungen kommt es zum sekundären Hyperparathyreoidismus durch kompensatorisch bedingte Stimulation der Nebenschilddrüse, Entsteht hiernach eine autonome Überfunktion der Nebenschilddrüse, spricht man von tertiärem Hyperparathyreoidismus.

b. Symptome:

Parathormon setzt Calcium aus den Knochen frei, fördert die Calcium-Rückresorption in der Niere und die enterale Aufnahme. Dadurch kommt es zur Hypercalcämie mit rezidivierenden, beidseitigen Nierenkoliken, bei Fortdauer der Erkrankung zu Nephrolithiasis und Nephrocalcinose.
Ferner werden rezidivierende Ulcera ventriculi und duodeni und Pankreatitiden beobachtet. Weitere Symptome sind:
Polyurie, Polydipsie, Abdominal-, Kreuz- und Gliederschmerzen, außerdem können beim Patienten psychische Veränderungen (Depression, Gereiztheit) auftreten.
Beim sekundären Hyperparathyreoidismus zeigen sich Nephrolithiasis und Nephrocalcinose selten.

c. Diagnose und Funktionsdiagnostik:

Primärer HPT

1. Ca^{++}	im Serum erhöht	
	> 9,0–10,5 mg/dl (> 2,25–2,62 nmol/l)	
2. Ca^{++}	im 24-Std.-Urin bei calciumarmer Kost > 300 mg sichert die Diagnose pHPT	
3. Phosphat	im Serum erniedrigt	
	(< 2,6–4,5 mg/dl) (< 0,84–1,45 nmol/l)	
	im 24-Std.-Urin erhöht > 1500 mg	
4. cAMP	im Urin erhöht	
5. PTH (RIA)	im Serum erhöht	
	> 100–400 pg/ml (> 10–40 pmol/l)	
6. AP	im Serum erhöht > 150 U/l	
7. EKG	QT-Verkürzung	
8. Röntgen	Hand, Schädel (generalisierte Skelettdemineralisation)	

Sekundärer HPT

Ca^{++} im Serum normal bis erniedrigt, Hyperphosphatämie. PTH (RIA) erhöht. Der tertiäre HPT zeigt die gleichen Laborwerte wie der primäre.

B.1. Ellsworth-Howard-Test

Prinzip:

Parathormon führt zur Erhöhung der Ausscheidung von Phosphat und cAMP im Harn. Die Ansprechbarkeit der Nierentubuli auf PTH wird untersucht. DD von Hypoparathyreoidismus und Pseudohypoparathyreoidismus (periphere Parathormonresistenz).

Durchführung:

3 Stunden lang Urin in stündlichen Portionen sammeln, anschließend werden 200 I.E. PTH i.v. appliziert. Für weitere 3 Stunden wird in stündlichen Abständen Volumen, Phosphat und/oder cAMP im Urin gemessen.

Bewertung:

Der Test ist positiv, d. h. spricht für die Diagnose Hypoparathyreoidismus, wenn Phosphat um mindestens das Fünffache oder cAMP auf einen 20–50-fach höheren Wert des Basalwertes im Urin ansteigt.

5. Nebennierenrinde

A.1. Nebennierenrinden-Insuffizienz

a. Ätiologie:

Die primäre NNR-Insuffizienz (M. Addison) beruht auf einer Erkrankung der Nebenniere selbst. Es ist eine seltene, chronisch progrediente Krankheit, die meist im Alter zwischen 30 und 50 Jahren auftritt und durch den Mangel an Mineralo- und Glucocorticoiden gekennzeichnet ist (ACTH-Spiegel erhöht). Als Ursache kommen am häufigsten Destruktionen der NNR durch Autoimmunprozesse vor, seltener bei Tuberkulose, Karzinommetastasen und degenerativen Prozessen, selten als angeborene NNR-Hypoplasie.

Der sekundären Form (ACTH-Verminderung) liegt eine Insuffizienz des Hypophysenvorderlappens zugrunde.

b. Symptome:

1. Schwäche und Ermüdbarkeit (100 %)
2. Gewichtsverlust (100 %)
3. Hyperpigmentation (94 %)
4. Orthostatischer Blutdruckabfall (80 %)
5. Gastrointestinale Symptome: Anorexie, Erbrechen, Nausea, Abdominalschmerzen, Obstipation, Diarrhoe (32 %)
6. Hypoglykämische Erscheinungen (30 %)
7. Salzhunger (19 %)
8. Muskelschmerzen (16 %)
9. Nykturie (15 %)
10. verminderte Pubes- und Axillarbehaarung

c. Diagnose und Funktionsdiagnostik:

1. Cortisol (S. 67) im Plasma bzw. *Cortisol-Tagesprofil* (RIA) erniedrigt
2. 17-Keto-Steroide, 17-OHCS im 24-Std.-Urin erniedrigt, Aldosteron erniedrigt.
3. Plasma-ACTH excessiv erhöht > 320–1200 ng/l
4. *ACTH-Stimulationstest* (S. 68) (DD: primäre und sekundäre NNR-Insuffizienz)
5. *CRF-Test* (S. 73) (DD: sekundäre und tertiäre NNR-Insuffizienz)
6. Blutbild, Eosinophilie, BSG, Hk, Gesamteiweiß, Leukopenie, Lymphozytose, leichte normochrome Anämie
7. Elektrolyte im Serum: Hyperkaliämie, Hyponatriämie, Hypercalcämie, Hypochlorämie, Na/K-Quotient < 30, metabolische Azidose.
   Aussagekräftiger ist die Bestimmung im Urin: Hypernatriurie, Hypokaliurie, Na/K-Quotient > 40.
8. Nachweis von Antikörpern gegen Nebennierengewebe.
9. Evtl. Computertomogramm und selektive Angiographie der Nebennieren; Verkalkungen der Nebennieren auf Abdomenleeraufnahme bei tuberkulöser Genese.

A.2. Hypercortisolismus (Cushing-Syndrom)

a. Ätiologie

Das Cushing-Syndrom wird durch permanent hohe Cortisolspiegel im Blut verursacht. Das erhöhte Cortisol kann endogenen oder exogenen (Glucocorticoidtherapie) Ursprungs sein. Das Cushing-Syndrom mit endogen vermehrtem Cortisol entsteht entweder durch primäre Überproduktion des Cortisols durch die Nebennieren selbst aufgrund eines Adenoms oder Karzinoms oder bei erhöhter ACTH-Sekretion mit Hyperplasie der Nebenniere bei Hypophysenadenom oder paraneoplastischer ACTH-Bildung (ca. 70 % der Patienten, M. Cushing).

b. Symptome:

Vollmondgesicht, Stammfettsucht, Hirsutismus, Hypertonie, Eosinopenie, blaurote Striae, Osteoporose, Muskelschwäche, herabgesetzte Glucosetoleranz; bei Kindern: Wachstumshemmung (Erkrankung von ♀:♂ = 4:1).

c. Diagnose und Funktionsdiagnostik:

1. *Cortisol* (RIA) im Plasma (Tagesrhythmik aufgehoben) erhöht.
   Cortisol Tagesprofil (S. 67)
   Cave: Östrogene in der Schwangerschaft und Kontrazeptiva-Einnahme erhöhen Cortisolspiegel.
2. Cortisol, geringer auch 17-OHCS im 24-Stunden-Urin erhöht.
3. ACTH (RIA) im Plasma (Speziallaboratorium) zur DD eines primären oder sekundären Hypercortisolismus.
4. Suppressionstests:
   Dexamethason-Kurztest (S. 71); bei pathologischem Ausfall: *Dexamethason-Langtest* anschließen.
5. *CRF-Test* (S. 73)
6. *ACTH-Stimulationstest* (S. 68)
7. *Lysin-Vasopressin-Test* (S. 74)
8. *Metopiron-Test* (S. 76)
9. *Insulin-Hypoglykämie-Test* (s. Kapitel HVL-Insuffizienz, S. 32)
10. bei Tumorverdacht: Röntgen Schädel, evtl. Computertomogramm.
11. Nebennieren-Sonographie
12. Urogramm: Hinweis auf NNR-Tumor?
13. NNR-Szintigraphie mit ^{131}Jod-Cholesterin.

A.3. Primärer (Conn-Syndrom) und sekundärer Hyperaldosteronismus

a. Ätiologie:

Als Ursache kommt beim primären Aldosteronismus in 2/3 der Fälle ein solitärer oder seltener beidseitiger Aldosteron produzierender Tumor der NNR vor. Die übrigen Fälle lassen sich auf eine idiopathische Hypersekretion von Aldosteron aus der hyperplastischen Zona glomerulosa der Nebennierenrinden zurückführen (insgesamt seltenes Krankheitsbild).
Die sekundären Formen beruhen auf der gesteigerten Stimulation des Renin-Angiotensin-Aldosteron-Systems; sie können mit und ohne Wasserretention einhergehen.

b. Symptome:

Hypertonie, Hypokaliämie (Alkalose) mit Muskelschwäche, gelegentlichen Paresen (normaler Calciumspiegel); Polyurie und Obstipation.
Die sekundären Formen gehen auch mit Hypertonie (Nierenarterienstenose, Renin-produzierender Tumor) oder ohne Hypertonie (Hypokaliämie, Alkalose, Hypovolämie: Bartter-Syndrom) einher.

c. Diagnose und Funktionsdiagnostik:

Hypokaliämie ($<$ 3,5 mmol/l), Hyperkaliurie.
Renin-Aktivität (RIA) im Plasma beim primären Aldosteronismus erniedrigt, beim sekundären erhöht (Bestimmung im Liegen und nach Orthostase). Es ist zu beachten, daß Renin und Aldosteron eine Tagesrhythmik aufweisen.
Plasma-Aldosteron (RIA) erhöht (im Liegen und nach Orthostase bestimmt).
Harn-Aldosteron (RIA) erhöht.
Als Funktionstest können je nach Einzelfall herangezogen werden:
Renin-Stimulationstest (S. 78)
Na-Entzug (S. 79)
Na-Belastung (Aldosteron-Suppressionsversuch) (S. 79)
Urographie, Sonographie und Computertomogramm sowie seitengetrennte Renin-, Aldosteron- und Cortisolbestimmungen im Nebennierenvenenblut.

A.4. Adrenogenitales Syndrom

a. Ätiologie:

Wegen der primären Störung der Cortisol-Biosynthese kommt es aufgrund vermehrter ACTH-Sekretion zur NNR-Hyperplasie und Überproduktion von Androgenen.

Das *kongenitale* AGS beruht auf einer autosomal rezessiv erblichen Enzymopathie, 21-Hydroxylasemangel (95 % der Fälle) und seltener auch 11-Hydroxylasemangel und anderer Enzymdefekte; hierbei kommt es beim Mädchen zum Pseudohermaphroditismus femininus mit intersexuellem Genitale und später, wie auch beim Jungen, zur Pseudopubertas praecox.

Dem *erworbenen* AGS liegt fast immer ein Androgen-bildender Nebennierenrindentumor zugrunde.

b. Symptome:

Die meisten klinischen Symptome lassen sich durch vermehrte Androgene und verringertes Cortisol erklären: Virilisierung beim Mädchen (Klitorishypertrophie, Regression der weiblichen sekundären Geschlechtsmerkmale: primäre Amenorrhoe, fehlende Brustentwicklung, Hirsutismus).

Das kongenitale AGS kann mit und ohne Salzverlustsyndrom auftreten; dann lebensbedrohliches Krankheitsbild mit Erbrechen, Durchfällen, Exsikkose, Hypotonie beim Neugeborenen.

c. Diagnose und Funktionsdiagnostik:

1. Bestimmung von 17-Hydroxyprogesteron (RIA, evtl. Tagesprofil) sowie evtl. Androstendion (RIA), Testosteron (RIA), Cortisol (RIA) im Plasma.
   Cave: Cortisolbestimmung durch Interferenz anderer Steroide kann normales Ergebnis zeigen.
2. Bestimmung der 17-Ketosteroid- und Pregnantriol-Ausscheidung im 24-Stunden-Harn.
3. *ACTH-Test* (S. 68)
4. *Dexamethason-Kurztest* (S. 71)

B.1. Cortisol-Tagesprofil

Prinzip:

Mittels mehrerer Stichproben wird der normale Tagesrhythmus der Cortisolsekretion, der etwa am Ende des 1. Lebensjahres entsteht, überprüft.
Indikation:
Zur Diagnosesicherung eines Cushing-Syndroms und zur Überprüfung des intakten Regelkreises Hypothalamus-Hypophyse-Nebennierenrinde.

Durchführung:

Blutentnahmen zur Plasma-Cortisol-Bestimmung um 6.00, 8.00, 12.00, 16.00, 20.00 Uhr (evtl. 24.00 Uhr).

Interpretation:

Normal ist ein Cortisol-Maximum mit Plasmaspiegel von 5–25 μg/dl (0,14–0,69 μmol/l) um 8.00 Uhr morgens und ein Minimum mit Werten von 0–5 μg/dl (bis 0,14 μmol/l) um 24.00 Uhr.
Der 24-Stunden-Rhythmus ist beim Cushing-Syndrom aufgehoben. Der zirkadiane Rhythmus kann jedoch auch bei Psychosen und schweren Allgemeinerkrankungen aufgehoben sein. Die Diagnose kann durch den ACTH-Stimulationstest (s. nächste Seite) unterstützt werden.

B.2. ACTH*-Kurztest

Prinzip:

Der ACTH-Kurztest dient zur Überprüfung der Hormonreserve der Nebennierenrinde beim Verdacht auf primäre oder sekundäre Nebennierenrindeninsuffizienz.

Durchführung:

Blutentnahme (Basalwert), dann rasch 30 I.E. ACTH i.v. geben.
Blutabnahmen zur Plasma-Cortisol-Bestimmung 30, 60 und 120 min nach Injektion.
Der Test ist gut geeignet für ambulante Untersuchungen.

Interpretation:

Nach 60 min. soll der Anstieg des Cortisol-Spiegels wenigstens das Doppelte das Basalwertes betragen, jedoch mindestens 16 μ g/dl. Ein negativer Test weist auf eine primäre NNR-Insuffizienz hin.
Beim Cushing-Syndrom erfolgt ein hoher Anstieg des Cortisols, bei NNR-Adenomen oder -Karzinomen jedoch nicht. Bei sekundärer NNR-Insuffizienz infolge langzeitigen ACTH-Ausfalls müssen 2–12 Tage lang 60–80 I.E. ACTH i.m. 1–2mal täglich gegeben werden, um bei Kontrolle des Plasma-Cortisolspiegels ein fehlendes Ansprechen der NNR endgültig zu diagnostizieren.

---

* ACORTAN Simplex FERRING

B.3. ACTH-Infusionstest (ACTH-Depot-Test)

Prinzip:

Durch die intravenöse Gabe wird die Stimulierbarkeit der Nebennierenrinde überprüft. Wichtigster Test zur Erkennung einer Nebennieren-Insuffizienz, aber auch unentbehrlich für die Differentialdiagnostik des Cushing-Syndroms.

Durchführung:

30 I.E. ACTH werden in 500 ml physiologischer NaCl-Lösung während 4–8 Stunden infundiert. Blutabnahmen 0, 4, 6 und 8 Stunden nach Beginn der Infusion zur Bestimmung von Plasma-Cortisol.
Am Tag vor der ACTH-Belastung sowie am Tag der ACTH-Belastung wird der 24-Stunden-Urin gesammelt zur Bestimmung des freien Cortisols, der 17-OHCS, der 17-Ketosteroide und der 11-Hydroxycorticoide. Bei Zeitmangel kann auf das Urinsammeln auch verzichtet werden.

Nebenwirkungen:

Besonders bei der NNR-Insuffizienz gibt es in sehr seltenen Ausnahmefällen Überempfindlichkeitsreaktionen, die durch die Gabe von 0.1–0,2 mg 9-alpha-Fluorcortisol morgens vor der ACTH-Belastung verringert werden können.

Interpretation:

Sicherster Test zur Erkennung der Nebennierenrinden-Insuffizienz.
Durch mehrtägige Wiederholung der ACTH-Belastung kann auch zwischen primärer und sekundärer NNR-Insuffizienz unterschieden werden, da es bei sekundärer NNR-Insuffizienz durch die wiederholte ACTH-Gabe zu einer zunehmenden Stimulierbarkeit der NNR kommt. Gelegentlich erfolgt aber ein eindeutiger Anstieg erst nach einwöchiger Behandlung.
Beim Cushing-Syndrom mit beidseitiger NNR-Hyperplasie kommt es zu einem überschießenden Anstieg des Plasma-Cortisols ausgehend von erhöhten Ausgangswerten (Hypersensitivität der Nebennierenrinde).

Beim Cushing-Syndrom auf der Grundlage eines autonomen NNR-Tumors wird bei erhöhten Ausgangwerten in der Hälfte der Fälle ein geringer und in der anderen Hälfte kein Anstieg des Plasma-Cortisols beobachtet.

Ein deutlicher Anstieg der basal bereits erhöhten 17-Ketosteroide spricht für ein AGS und gegen einen Androgen-produzierenden NNR-Tumor.

* ACORTAN Simplex FERRING

B.4. Dexamethason*-Hemmtest

Prinzip:

Dexamethason hemmt die ACTH-Freisetzung und damit die endogene Steroidproduktion über den bekannten Feedback-Mechanismus, ohne selbst in die Bestimmung der Steroide mit einzugehen. Beim Cushing-Syndrom ist die ACTH-Freisetzung mit 2 mg Dexamethason im Gegensatz zum Gesunden in der Regel nicht zu blockieren. Dagegen kann mit 8 mg Dexamethason beim hypothalamo-hypophysären Cushing-Syndrom in der Regel eine Suppression erreicht werden, während die Steroidproduktion beim Cushing-Syndrom auf der Grundlage eines autonomen Nebennierenrinden-Tumors bzw. beim ektopischen ACTH-Syndrom unbeeinflußt bleibt.

Indikation:

Diagnose (2 mg-Dexamethason-Test) und Differentialdiagnose (8 mg-Dexamethason-Test) des Cushing-Syndroms.

Durchführung:

a) Dexamethason-Kurztest:
   2 mg (1,5 mg/m^2) Dexamethason per os genau um 23.00 Uhr. Am nächsten Tag um 8.00 Uhr Blutabnahme zur Bestimmung des Plasma-Cortisols.
   Wenn die Diagnose Cushing-Syndrom nicht ausgeschlossen werden kann:

b) 2 mg-Dexamethason-Test: (LIDDLE-Test):
   Alle 6 Stunden 0,5 mg Dexamethason (2 mg täglich) über 2 Tage. Tägliche Bestimmung der 17-OHCS und des freien Cortisols im 24-Stunden-Urin. Täglich um 8.00 Uhr Blutentnahme zur Bestimmung von Cortisol und ACTH.

c) 8 mg-Dexamethason-Test:
   Alle 6 Stunden 2 mg Dexamethason (8 mg täglich) über 2 Tage.
   Bestimmungen wie beim 2 mg-Dexamethason-Test.

*DEXAMETHASON FERRING Tabletten

Interpretation:

Plasma-Cortisol unter 3 µg/dl beim Dexamethason-Kurztest schließt ein Cushing-Syndrom aus. Kein Abfall erfordert Durchführung des 2 mg-Dexamethason-Tests (Verdacht auf Cushing-Syndrom).

Fehlender Abfall des Cortisols und der 17-OHCS beim 2 mg-Dexamethason-Test sprechen für Vorliegen eines Cushing-Syndroms.

Durch 8 mg Dexamethason kann in der Regel auch beim hypothalamo-hypophysären Cushing-Syndrom eine Suppression erreicht werden, nicht aber beim Cushing-Syndrom auf der Grundlage eines autonomen Nebennierenrinden-Tumors (Differentialdiagnose Nebennierenrinden-Hyperplasie und Nebennierenrinden-Tumor bzw. ektopisches ACTH- Syndrom).

Eine fehlende Suppression selbst im 8 mg-Dexamethason-Test beweist nicht das Vorliegen eines Cushing-Syndroms. Ein pathologisches Testergebnis zeigen z. B. auch 40 % der Patienten mit endogener Depression.

Besteht trotz ungenügender Suppression mit 8 mg Dexamethason aufgrund der anderen Funktionsteste der Verdacht auf ein hypothalamo-hypophysäres Cushing-Syndrom, kann der Test mit höherer Dosierung (zunächst 12 mg Dexamethason pro Tag) wiederholt werden. In Einzelfällen sind Dosen bis 32 mg nötig. Beim kongenitalen AGS ist die ACTH-Sekretion hemmbar, d. h., auch die 17-Ketosteroid-Ausscheidung normalisiert sich.

B.5. CRF-Test

Prinzip:

Der hypothalamische Corticotropin-Releasing-Factor stimuliert die ACTH-Sekretion aus der Hypophyse.

Indikation:

Zur Differentialdiagnose eines ACTH-Mangels aufgrund einer hypothalamischen bzw. hypophysären Schädigung.

Durchführung:

Morgens wird dem nüchternen Patienten CRF in einer Dosierung von 1 μg/kg Körpergewicht i.v. im Bolus injiziert. Die Blutentnahmen zur ACTH- und Cortisol-Bestimmung erfolgen zu den Zeiten -15, 0, 5, 15, 30, 45, 60, 90 und 120 min.

Interpretation:

Ein signifikanter ACTH- bzw. Cortisolanstieg beweist einen CRF-Mangel (hypothalamischer Defekt).

B.6. Lysin-Vasopressin*-Test

Prinzip:

Lysin-Vasopressin stimuliert aufgrund CRF-ähnlicher Wirkung die endogene ACTH-Sekretion aus der Hypophyse; ein ACTH- und Cortisolanstieg erfolgt deshalb auch bei einem suprasellären Krankheitsprozeß (z. B. Kraniopharyngeom), bei dem der Insulin-Hypoglykämie-Test pathologisch ausfällt.

Indikation:

Differentialdiagnostik des Cushing-Syndroms.
Hypophyseninsuffizienz, insbesondere bei Verdacht auf hypothalamische Läsion (tertiäre NNR-Insuffizienz).

Durchführung:

5 I.E. Lysin-8-Vasopressin werden in 50 ml 0,9 %ige NaCl-Lösung innerhalb 60 Minuten i.v. infundiert.
Blutabnahme: 0, 15, 30, 45, 60 und 90 Minuten für Cortisol- und ACTH-Bestimmung.

Nebenwirkungen und Kontraindikation:

Vasokonstriktion (starke Blässe des Gesichtes, leichter Blutdruckanstieg, daher kontraindiziert bei Coronarinsuffizienz), Defäkationszwang, meist erträgliche, abdominelle Schmerzen.

---

* POSTACTON (synth. 8-LVP)

Interpretation:

Normal ist ein Cortisolanstieg im Plasma von mehr als 8 µg/dl.

Ein fehlender Anstieg des ACTH und des Cortisols spricht für den hypophysären ACTH-Mangel. Beim hypothalamo-hypophysären Cushing-Syndrom steigen die ACTH- und Cortisolspiegel reaktiv an; beim Cushing-Syndrom auf der Grundlage eines NNR-Tumors wird kein Anstieg des Cortisols beobachtet. Bei der tertiären NNR-Insuffizienz läßt sich durch Lysin-Vasopressin ein Anstieg des ACTH erzielen, während dieser bei der Insulin-Hypoglykämie ausbleibt.

B.7. Metopiron-Test

Prinzip:

Metopiron (Metyrapon) hemmt die 11-Beta-Hydroxylase der Nebennierenrinde und verhindert dadurch die Biosynthese von Cortisol, Corticosteron und Aldosteron, während die Vorstufen 11-Desoxycortisol und 11-Desoxycorticosteron angestaut werden. Durch den Ausfall der suppressiven Wirkung der 11-hydroxylierten Steroide auf den Hypothalamus kommt es zu einer erhöhten Sekretion von CRF und ACTH, die wiederum zu einer gesteigerten Syntheseleistung der Nebennierenrinde führt. Die gesteigerte Syntheseleistung der Nebennierenrinde wird am besten erfaßt durch die Bestimmung der 17-OHCS im Urin und/oder des 11-Desoxycortisols im Plasma, wobei der höchste Anstieg im Urin meist erst am Tag nach der Metopiron-Gabe beobachtet wird.

Indikation:

Verdacht auf sekundäre Nebennierenrinden-Insuffizienz.

Durchführung:

Nach der Bestimmung von 11-Desoxycortisol und der 17-OHCS im 24-Stunden-Urin (Basalwert) erfolgt um 8.00 Uhr Blutabnahme zur Bestimmung von Cortisol und ACTH.
750 mg Metopiron (15 mg/kg Körpergewicht) alle 4 Stunden über 24 Stunden per os (nicht auf nüchternen Magen!).
Bestimmung von 11-Desoxycortisol (RIA) im Plasma nach 3 Stunden und/oder der 17-OHCS im 24-Stunden-Urin.

Kontraindikation:

Bei manifester primärer Nebennierenrinden-Insuffizienz kann eine Addison-Krise ausgelöst werden.

Interpretation:

Bei intaktem Hypothalamus-Hypophysen-Nebennierenrinden-System kommt es unter Metopiron zu einem starken Anstieg des ACTH und damit auch der 17-OHCS und des 11-Desoxycortisols. Beim hypothalamo-hypophysären-Cushing-Syndrom wird meist ein sogar übermäßiger Anstieg beobachtet, dagegen kommt es beim Cushing-Syndrom auf der Grundlage eines autonomen Nebennierenrinden-Tumors zu keinem Anstieg der genannten Parameter.

B.8. Renin-Stimulationstest

Prinzip:

Durch doppelte Stimulation, Natriurese mittels Furosemid (Lasix^R) und gleichzeitige aktive Orthostase, wird die Aktivität des Renin-Angiotensin-Aldosteron-Systems erhöht.

Indikation:

Zur Sicherung der Diagnose eines primären Aldosteronismus; ferner bei Verdacht auf Störung der Aldosteron-Biosynthese (M. Addison und AGS mit Salzverlust-Syndrom).

Durchführung:

Basale Blutentnahme zur Plasma-Renin-Aktivitätsbestimmung (EDTA-Röhrchen auf Eis) möglichst um 8.00 Uhr morgens am liegenden Patienten. Anschließend i.v. Applikation von 1 mg pro kg Körpergewicht Furosemid. Nach 2 Stunden Orthostase (Herumgehen) erneute Blutentnahme für PRA (Plasma-Renin-Aktivität), Aldosteron- und Cortisolbestimmung.

Interpretation:

Normal: Anstieg von PRA und Aldosteron um mindestens 50 % der Basalwerte (altersabhängig), der bei primärem Hyperaldosteronismus ausbleibt.
Hypertonien mit niedrigem Plasma-Renin, die ein gleiches Verhalten im Test zeigen, lassen sich besser mit dem Aldosteron-Suppressionstest unterscheiden.

B.9. Funktionsteste zum Hyperaldosteronismus (nicht geeignet für pädiatrische Funktionsdiagnostik)

a. Na-Entzug:

Bestimmung von Renin (PRA) und Aldosteron im Plasma und Urin (Basalwert).

Beim primären Aldosteronismus erfolgt nach 5tägiger Na-armer Diät mit maximal 10 mmol Na pro Tag kein Anstieg von Renin und Aldosteron.

b. Na-Belastung:

(Aldosteron-Suppressionsversuch)

Bestimmung von Renin (PRA) und Aldosteron im Plasma und Urin (Basalwert).

Nach 3tägiger Gabe von 20 g Kochsalz oder 2tägiger intravenöser Zufuhr von jeweils 2 l 0,9 %iger NaCl-Lösung innerhalb von vier Stunden zeigt sich beim primären Aldosteronismus keine Aldosteron-Suppression.

Cave: Verschlimmerung der Hypertonie und Hypokaliämie.

6. Nebennierenmark

A.1. Phäochromozytom

a. Ätiologie:

Das Phäochromozytom ist ein meist benigner Tumor (90 %); er ist im Nebennierenmark (90 %) oder seltener in anderen Teilen des lumbalen oder thorakalen, chromaffinen Gewebes (Paraganglien) lokalisiert.
Das adrenale Phäochromozytom produziert überwiegend Adrenalin, der extraadrenale Tumor meist Noradrenalin.

b. Symptome:

	paroxysmale Hypertonie	Dauerhypertonie
Kopfschmerzen	92 %	72 %
Schwitzen	65 %	70 %
Herzklopfen	73 %	51 %
Blässe	60 %	28 %
Nervosität	60 %	28 %
Tremor	51 %	26 %
Nausea	43 %	26 %
Schwäche, Müdigkeit	38 %	15 %
Gewichtsverlust	14 %	15 %
Hitzegefühl	11 %	8 %

Eine Hypotonie kann beim Phäochromozytom vorkommen, eine Adipositas dagegen schließt die Diagnose praktisch aus.

c. Diagnose und Funktionsdiagnostik:

Die Diagnose „Phäochromozytom" läßt sich klinisch in 9 von 10 Fällen aufgrund der Symptome vermuten. Diagnostisch zu untersuchen sind:

a) Methanephrine, VMS, Katecholamine, HVS und Dopamin im 24-Stunden-Urin.
b) Noradrenalin-, Adrenalin- und Dopamin-Bestimmung im Plasma (RIA).
c) Funktionstests 1. *Phentolamin (-Regitin^R)-Test*
                    2. *Glucagon-Test*
d) zur Lokalisierung des Tumors:

Sonographie, Computertomographie, evtl. selektive Nebennierenphlebographie.

Cave: Zu den Untersuchungen muß der Patient mit α-Rezeptorenblockern (Phenoxybenzamin) vorbereitet werden, da die Gefahr der Auslösung einer hypertensiven Krise besteht.

B.1. Bestimmung der Gesamtkatecholamine, der Metanephrine und der Vanillinmandelsäure (VMS) im 24-Stunden-Urin

Durchführung:

Zwei Tage vorher VMS-Diät: Vermeidung von Bananen, Zitrusfrüchten, Nüssen, Schwarztee, Kaffee, Vanille. Folgende Medikamente sind *nach Möglichkeit* abzusetzen:
Salizylate, Tetrazykline, Sympathikomimetika, Antihypertensiva.
Alpha-Methyldopa und Reserpin sind mindestens 4 Tage zuvor abzusetzen.
Der Urin muß mit konzentrierter (ca. 60 %) Perchlorsäure (1 ml pro 100 ml Urin) oder konzentrierter Salzsäure angesäuert werden. Der Urin ist vor Wärme und Licht zu schützen.

Beurteilung:

Normalwerte im Plasma für Noradrenalin   126–255 ng/l   0,74–1,50 nmol/l
                   und für Adrenalin   48–124 ng/l   0,26–0,68 nmol/l

Beurteilung des 24-Stunden-Urins:

> 200 µg Gesamtkatecholamine
>   9 mg Vanillinmandelsäure und
> 1,3 mg Normethanephrin und Metanephrin sprechen für Phäochromozytom

Hinweis:

Bei Kindern und Jugendlichen bzw. bei Verdacht auf ein malignes Phäochromozytom bzw. Neuroblastom sollte zusätzlich Homo-Vanillinsäure (HVS) und Dopamin im 24-Stunden-Harn bestimmt werden.

Dopamin: > 200 µg   im 24-Std.-Harn
Homovanillinsäure   > 15 mg   im 24-Std.-Harn sprechen für ein
                                         Phäochromozytom.

B.2. Glucagon-Test zur Diagnostik des Phäochromozytoms (Provokationstest)

Prinzip:

Glucagon führt zu einer Freisetzung von Katecholaminen aus dem Nebennierenmark bzw. dem Tumor.

Indikation:

Bei jedem Verdacht auf Phäochromozytom.

Durchführung:

Anlegen einer Infusion (venöser Zugang), rasche i.v.-Injektion von 1,0 mg Glucagon am nüchternen Patienten.
RR messen   alle 30 sec. während 5 Minuten
            alle 60 sec. während weiteren 10 Minuten.
Phentolamin (Regitin^R) muß bereitliegen.

Kontraindikation:

Bei RR-Werten über 170–110 mmHg darf der Test nicht durchgeführt werden (statt dessen Blockierungs-Test, z. B. Phentolamin-Test).

Bewertung:

Der Test ist positiv, d. h. spricht für ein Phäochromozytom, wenn der Blutdruck innerhalb von 1 bis 4 Minuten nach Injektion um 60/40 mmHg über den Ausgangswert ansteigt. Sind diese Bedingungen erfüllt, ist ein weiterer Blutdruckanstieg mit Phentolamin zu unterbrechen. Falsch positive Ergebnisse wurden bisher nicht beschrieben, falsch negative werden öfters beobachtet.

Bemerkung:

Neben den anderen, in der Diagnostik des Phäochromozytoms üblichen Stimulationstesten (Histamin-Test, Tyramin-Test), hat der Glucagon-Test die geringsten Nebenwirkungen und sollte deshalb bevorzugt werden.

B.3. Phentolamin(-Regitin^R)-Test

Prinzip:

Durch Phentolamin werden die α-Rezeptoren gegenüber zirkulierenden Katecholaminen blockiert. Durch Abnahme des peripheren Widerstandes kommt es zu einem vorübergehenden Blutdruckabfall.

Indikation:

Bei jedem Verdacht auf Phäochromozytom.

Durchführung:

Anlegen einer Infusion (venöser Zugang).
I.v.-Injektion von 5 mg Phentolamin ($1/2$ Ampulle Regitin^R); RR jede Minute über 15 Minuten messen; Noradrenalin (Arterenol^R) muß bereitliegen.

Kontraindikation:

Bei RR-Werten unter 160/110 mmHg soll der Test nicht durchgeführt werden; statt dessen Stimulationstest, z. B. Glucagon-Test.

Bewertung:

Der Test ist positiv, d. h. spricht für ein Phäochromozytom, wenn RR innerhalb von 5 Minuten um 40/25 mmHg unter den Ausgangswert abfällt. Ausgangswert darf frühestens 5 bis 15 Minuten nach Injektion wieder erreicht werden. Falsch positive Ergebnisse in 2 bis 3 % der Tests, falsch negative sind seltener.

7. Gonaden

A.1. Männlicher Hypogonadismus

a. Ätiologie:

Unabhängig von der kausalen und formalen Genese faßt man alle durch endogene oder exogene Faktoren verursachte, krankhaften Unterfunktionszustände der Hoden in inkretorischer und auch in exkretorisch-spermiogenetischer Hinsicht als männlichen Hypogonadismus zusammen. Der Hoden kann primär (hypergonadotroper H.) oder sekundär durch eine mangelnde gonadotrope Stimulierung (hypogonadotroper H.) geschädigt sein.

Der tertiäre Hypogonadismus beruht auf einer hypothalamischen Schädigung und dem Mangel an Gonadotropin-Releasing-Hormon (LHRH), z. B. Kallmann-Syndrom (Anosmie und Hypogonadismus).

b. Symptome:

Beim präpuberalen Hypogonadismus besteht eine Unreife des kindlichen Knochenalters mit verzögertem Epiphysenschluß. Das Genitale ist infantil; hohe Stimme, unterentwickelte Muskulatur, eunuchoide Körperproportionen, fehlende Sekundärbehaarung.

Der postpuberale Hypogonadismus äußert sich in einer Libido- und Potenzverringerung und der Abnahme der sekundären Geschlechtsmerkmale.

c. Diagnose und Funktionsdiagnostik:

Untersuchung der primären (Testesvolumina) und sekundären Geschlechtsmerkmale (Tanner-Stadien)

Testosteron (RIA) im Plasma erniedrigt, 3,0–10 μg/l (10,4–27,7 nmol/l) normal

LH-, FSH-, PRL-Bestimmung (RIA) für DD: primärer und sekundärer Hypogonadismus

evtl. bei Gynäkomastie: Prolactin und Östradiol
LH-RH-Stimulationstest (S. 94)
Pulsatile LH-RH-Stimulation (S. 96)
HCG-Stimulationstest (S. 98)
Clomiphen-Test (S. 97)
Metoclopramid-Test (S. 106)
TRH-Test (S. 153, und Kap. Schilddrüse, S. 51)
Bei Verdacht auf Tumor: Hodenbiopsie
Bei Verdacht auf Chromosomenaberration (z. B. Klinefelter-Syndrom): Sex-Chromatin-Bestimmung bzw. Karyogramm
Röntgen: linke Hand (Knochenalter), Sella-Spezialaufnahme, evtl. Computertomogramm;
bei Verdacht auf Osteoporose: Brust- und Lendenwirbelsäule (Androgendefizit).

d. Differentialdiagnose des männlichen Hypogonadismus

I. Primäre Testesinsuffizienz (Hypergonadotroper Hypogonadismus)

A. Tubuläre und interstitielle Insuffizienz
   1. Kastration
   2. konnatale Anorchie
   3. totale Atrophie
   4. Erbleiden und degenerative Syndrome
   5. Anti-Androgene
B. Tubuläre Insuffizienz
   1. exogene Schäden, Entzündungen, Wärme, ionisierende Strahlen, Druck, toxisch.
   2. Germinalaplasie (Del-Castillo-Syndrom)
   3. Klinefelter-Syndrom
   4. Reifenstein-Syndrom
C. Interstitielle Insuffizienz
      männliches Klimakterium

II. Sekundäre Testesinsuffizienz (Hypogonadotroper Hypogonadismus)
A. Tubuläre und interstitielle Insuffizienz
   1. Isolierter Ausfall von LH und FSH,
      „Idiopathischer Eunuchoidismus mit niedrigem FSH",
      verzögerte Pubertät, hypophysäre Schädigungen, Hunger, Kachexie, Myxödem.
   2. Panhypopituitarismus und partielle Hypophysenvorderlappen-Insuffizienz
   3. unbehandeltes adrenogenitales Syndrom
B. Tubuläre Insuffizienz (FSH-Mangel)
   Östrogene, Leberzirrhose.
C. Interstitielle Insuffizienz (LH-Mangel)
   „Fertile Eunuchen"

III. Tertiäre Testesinsuffizienz (Mangel an Gonadotropin-Releasing-Hormon)

   Idiopathisch, z. B. Kallmann-Syndrom (Anosmie, bilateraler Kryptorchismus, Hypogonadismus)
   verschiedene entzündliche, neoplastische, degenerative und traumatische Schädigungen des Hypothalamus.

A.2 Ovarialinsuffizienz

Alle Formen der ovariellen Dysfunktionen können sich klinisch als Amenorrhoe manifestieren, aber auch alle Übergänge vom normalen menstruellen Zyklus bis zur schweren Amenorrhoe zeigen, d. h. sie können mit einer Corpus luteum-Insuffizienz, mit einem anovulatorischen Zyklus und mit einer Oligomenorrhoe einhergehen. In der Diagnostik der Ovarialinsuffizienz sollte möglichst schnell die entsprechende der folgenden vier pathophysiologischen Kategorien gefunden werden, um eine adäquate Therapie einzuleiten. Liegt eine nicht amenorrhoische Ovarialinsuffizienz vor, so ist die Zuordnung häufig sehr schwierig, weil die endokrinen Störfaktoren nur diskret gegenüber der Norm verändert sind.

1. Primäre Ovarialinsuffizienz

a. Ätiologie:

Die primäre Ovarialinsuffizienz ist der hypergonadotrope Hypogonadismus der Frau. Der Defekt liegt auf der Ebene des Ovars selbst. Infolge fehlender negativer Rückkoppelung durch Sexualsteroide finden sich vor allem stark erhöhte Plasmaspiegel für FSH. Als Ursache spielen genetische (z. B. Swyer-Syndrom, Turner-Syndrom), immunologische (z. B. Antikörper gegen Ovarialgewebe), exogene (z. B. Zytostatika) Faktoren oder ein Klimakterium praecox eine Rolle.

b. Symptome:

Primäre, sekundäre Amenorrhoe und Anovulation. (In der Übergangsphase auch ovulatorische und anovulatorische Oligomenorrhoe).

c. Diagnose und Funktionsdiagnostik:

Basaltemperaturmessung
FSH (RIA) bei wiederholter Bestimmung im Plasma erhöht. (In der Übergangsphase sind die FSH-Werte nur postmenstruell deutlich erhöht)
Östradiol (RIA) erniedrigt im Plasma.

(Plasma-Spiegel der Hormone sind alters- und zyklusabhängig).
Karyogramm zum Ausschluß einer XY-Gonadendysgenesie bei primärer Amenorrhoe.
HMG-Stimulationstest (S. 104)
Bestimmung von Antikörpern gegen Ovarialgewebe im Blut
Eine Ovulationsauslösung ist in der überwiegenden Zahl der Fälle erfolglos.

2. Hyperandrogenämische Ovarialinsuffizienz

a. Ätiologie:

Eine erhöhte Androgensekretion des Ovars, der Nebennierenrinde oder die Einnahme androgenwirksamer Pharmaka verursacht die hyperandrogenämische Ovarialinsuffizienz. Abhängig von der Höhe der durch periphere Konversion entstehenden Östrogenspiegel im Blut kommt es zu einer mehr oder weniger ausgeprägten Hemmung der hypophysären Gonadotropinsekretion.

b. Symptome:

Zyklusanomalien (von der Corpus luteum-Insuffizienz bis zur Amenorrhoe), fakultative Hyperprolactinämie, Virilisierung, Hirsutismus, Akne, Seborrhoe, Stimmvertiefung, Mammahypoplasie, Uterusatrophie, Klitorishypertrophie.

c. Diagnose und Funktionsdiagnostik:

Tagesprofil: 17α-Progesteron (RIA)
Basal (Plasma):   Testosteron (RIA) evtl. auch Androstendion (RIA) als Indikator der ovariellen und adrenalen Sekretionsleistung
DHEA-Sulfat (RIA) zur Bestimmung der adrenalen Sekretionsleistung.
Dexamethason-Langzeit-Hemmtest (s. Kap. NNR, S. 71)
Clomiphen-Test (S. 103)
über 2 Wochen mit Bestimmung von Testosteron und DHEA-Sulfat
Lokalisationsdiagnostik zum Tumor-Ausschluß:
Sonographie (Ovar, NNR)
Röntgen: Sella-Aufnahme
Computertomogramm der Nebennierenrinde

3. Hyperprolactinämische Ovarialinsuffizienz

a. Ätiologie:

Erhöhte Prolactinspiegel finden sich im Serum aufgrund von Adenomen (Prolactinomen) oder anderer Sella-Tumoren. „Funktionelle" hypothalamische Störungen sind als Ursache ebenfalls möglich. Die erhöhten Prolactinspiegel bewirken eine ovarielle Funktionsstörung durch eine zentrale Dämpfung der hypothalamischen Sekretion von LH-RH.

b. Symptome:

Primäre, sekundäre Amenorrhoe und Anovulation.
Evtl. Begleitsymptome sind Galaktorrhoe, Sehstörungen sowie leichter Hirsutismus. (s. auch Prolactinom, Kap. Adenohypophyse, S. 26)

c. Diagnose und Funktionsdiagnostik:

PRL (RIA) im Plasma (Tagesrhythmus beachten, evtl. Nachtprofil) Medikamentenanamnese (Metoclopramid, Phenothiozin, α-Methyl-Dopa, Reserpin)
LH-RH-Test (S. 94)
Metoclopramid-Test (S. 106)
TRH-Test (S. 105 und Kap. Schilddrüse, S. 51)
Röntgen: Sella-Aufnahme; Computertomogramm
Ophtalmologische Untersuchung mit Perimetrie

4. Hypothalamische Ovarialinsuffizienz

a. Ätiologie:

Die ovariellen Dysfunktionen beruhen auf einem Mangel oder einem Fehlen der hypothalamischen Sekretion von LH-RH. Als Ursache kommen vor: „funktionelle" Störungen, ein psychisches Trauma oder Konfliktsituationen (psychogene Amenorrhoe), genetische bzw. familiäre Störung (Kallmann-Syndrom) und Läsionen bzw. Operationen des Hypothalamus oder der Hypophyse.

b. Symptome:

Primäre, sekundäre Amenorrhoe und Anovulation

c. Diagnose und Funktionsdiagnostik:

Die hypothalamische Amenorrhoe ist eine Ausschlußdiagnose.
Niedrige bis normale FSH- und PRL-Spiegel sowie fehlende Zeichen einer Hyperandrogenämie

Einteilung des Schweregrades

I. *Gestagen-Test* (S. 101) positiv	*Clomiphen-Test* (S. 103) positiv: Grad 1	
Grad	Testresultat	
1	Clomiphen-positiv mit Blutung nach:	
1a	induziertem biphasischen Zyklus	
1b	induzierter Lutealinsuffizienz	
1c	induziertem anovulatorischen Zyklus	
Gestagen-Test positiv:	Clomiphen-Test negativ: Grad 2	
II. *Gestagen-Test* (S. 101) negativ:		Grad 3*
Verhalten im LH-RH-Test (0,1 mg):		
adult:	Sekretion von LH > FSH	Grad 3a
präpuberal:	Sekretion von LH=FSH	Grad 3b
fehlend:	keine Veränderung von LH und FSH-Sekretionsraten	Grad 3c**

LH (RIA), FSH (RIA):
LH/FSH-Quotient ändert sich zugunsten von LH mit abnehmender Funktionseinschränkung der hypothalamo-hypophysären-ovariellen Achse.

---

* Bei negativem Gestagen-Test sollte der Ausschluß einer uterinbedingten Amenorrhoe durch den *Östrogen-Test* (S. 102) ausgeschlossen werden. Da der *LH-RH-Test* (S. 94) bei Grad 1 und 2 immer positiv ausfällt, braucht er nur bei Grad 3 durchgeführt zu werden.

** Beim Schweregrad 3c sollte ein primärer hypophysärer Defekt durch *pulsatile*[1]) LH-RH[2])-Stimulation (S. 96) ausgeschlossen werden.
Bei allen Formen der Ovarialinsuffizienz müssen interne Erkrankungen wie Hyper- oder Hypothyreose, Diabetes mellitus und psychische Erkrankungen ausgeschlossen werden.

1) ZYKLOMAT-Hormonpumpe FERRING
2) LUTRELEF-FERRING

B.1 LH-RH-Stimulationstest

Prinzip:

LH-RH* oder auch GnRH, Gonadotropin-Releasing-Hormon, bewirkt die Freisetzung der Gonadotropine LH und FSH aus der Hypophyse. Exogene Zufuhr von synthetischem LH-RH führt normalerweise zu einem deutlichen Anstieg von LH und zu einem weniger ausgeprägten Anstieg von FSH im Serum.

Bemerkung:

Der LH-RH-Test muß vor dem HCG-Test durchgeführt werden, da HCG im Gegensatz zu LH-RH eine Plasmahalbwertzeit von Tagen hat.
HCG wird bei der radioimmunologischen Messung von LH nicht unterscheidbar miterfaßt.
Medikamente wie Sexualhormone, Clomiphen, Danazol, Cyproteronacetat beeinflussen den Test.

Indikation:

DD: Primärer-sekundärer Hypogonadismus.
    Primäre und sekundäre Amenorrhoe
    Pubertas praecox (Tumorausschluß!)
Langtest: Verdacht auf tertiären Hypogonadismus.

Durchführung:

2 ml Blutentnahme für basale LH- und FSH-Bestimmung. 100 μg, bei Kindern 60 μg/m² Körperoberfläche (mindestens jedoch 25 μg absolut), LH-RH werden i.v. im Bolus injiziert. Erneute Abnahme von 2 ml Blut nach 30 min beim Kurztest, im Langtest nach 30, 60, 90 und 120 Minuten. Bei unklarem Befund im Kurztest immer Wiederholung im mehrtägigen Langtest, Clomiphen-Test oder zweckmäßiger durch pulsatile LH-RH-Stimulation (S. 96).

*LH-RH FERRING

Interpretation:

Das Maximum des Anstiegs ist 25–35 Minuten nach Injektion von LH-RH zu erwarten. Ein positiver Test, ein 3–4facher Anstieg von LH ausgehend von normalen oder erhöhten Basalwerten, schließt einen sekundären Hypogonadismus mit Sicherheit aus. Stark erhöhte Basal- und insbesondere stimulierte Werte sprechen für das Vorliegen eines primären Hypogonadismus. Erniedrigte Basalwerte bei normalem reaktiven Anstieg können diskrete Anzeichen eines sekundären oder tertiären Hypogonadismus bedeuten. In diesem Fall sollten die Basalwerte zur Befundsicherung wiederholt werden. Erniedrigte Basalwerte, die nicht stimulierbar sind, sprechen für einen sekundären Hypogonadismus, eine Hypophysenfunktionsstörung, bei der auch die übrigen Hypophysenparameter unbedingt überprüft werden sollten. Über den Normbereich erhöhte Basalwerte von LH bei normalen FSH-Basalwerten legen den Verdacht einer HCG-Produktion nahe.

Cave: Auf die zyklusbedingten Schwankungen bei der Frau sei besonders hingewiesen, da schon im normalen Zyklus die Reaktion zur Zeit der Ovulation wesentlich ausgeprägter ist als prä- oder postmenstruell.

Es sollten nur positive Ergebnisse zur schlüssigen Diagnostik verwendet werden, bevor eine hypophysäre Insuffizienz diagnostiziert wird. Ansonsten muß der Test wiederholt werden.

B.2 Pulsatile LH-RH-Stimulation

Prinzip:

Die primär hypophysäre Insuffizienz kann zu differentialdiagnostischen Schwierigkeiten gegenüber der hypothalamischen Insuffizienz (LH-RH-Mangel; bei der Frau: Amenorrhoe Grad 3c) führen. Zum Ausschluß einer primär hypophysären Schädigung wird LH-RH pulsatil appliziert und die Reaktion der Hypophyse mittels der LH- und FSH-Spiegel im Plasma überprüft.

Durchführung:

Alle 90 Minuten werden mit Hilfe der Hormonpumpe Zyklomat* für 1 Minute 50 µl LH-RH** (5 µg oder 20 µg LH-RH) aus der in einem sterilen Reservoir befindlichen Lösung i.v. abgegeben. Um ein möglichst klares Ergebnis zu erzielen, sollte mindestens über 36 Stunden pulsatil stimuliert werden. LH und FSH werden im Plasma entweder 30 min nach jedem Puls bestimmt, oder es werden die Ergebnisse des LH-RH-Kurztests vor und nach pulsatiler LH-RH-Stimulation verglichen.

Interpretation:

Steigen die LH- und FSH-Spiegel an und kann bei der Frau eine ovarielle Reaktion und evtl. Ovulation (Messung der Basaltemperatur) durch pulsatile LH-RH*-Zufuhr induziert werden, ist eine hypophysäre Läsion ausgeschlossen, da die gonadotropen Zellen des HVL potentiell funktionsfähig sind.

---

* ZYKLOMAT-Hormonpumpe FERRING
** LUTRELEF 0,8 mg oder 3,2 mg FERRING

B.3 Clomiphen-Test beim Mann

Prinzip:

Nach Gabe von Clomiphen erfolgt bei intakter Funktion von Hypothalamus und Hypophyse ein deutlicher Anstieg der Gonadotropine LH und FSH im Plasma.

Durchführung:

1. Tag: 3 x in 20 Minuten-Abstand Blutentnahmen für LH- und FSH-Bestimmung (Basalwerte).
10 Tage lang erhält der Patient 3 x 50 mg Clomiphencitrat (Dyneric^R) oral.
10. Tag: 3 x in 20 Minuten-Abstand Blutentnahmen für LH- und FSH-Bestimmung.

Alle Proben sollten in demselben Radioimmunoassay bestimmt werden.

Interpretation:

Plasma-Konzentrationserhöhungen von LH und FSH auf mindestens das Dreifache der Ausgangswerte zeigen einen positiven Test an. Beim sekundären Hypogonadismus kommt es nach Clomiphen zu keinem Anstieg der Gonadotropine (= negativer Test).

B.4 HCG*-Stimulationstest

Prinzip:

HCG (Choriongonadotrophin) stimuliert aufgrund seiner LH-Aktivität die Testosteron-Freisetzung aus den Leydig-Zellen.

Indikation:

Verdacht auf Leydig-Zellinsuffizienz.
DD: Anorchie oder Retentio testis abdominalis. Überprüfung der Erfolgsaussichten einer HCG-Behandlung.

Durchführung:

Intramuskulärer Test:
(gleichzeitig „Therapieversuchs-Test").
Am 1. Tag erfolgt eine Blutentnahme zur Testosteron-Bestimmung (Basalwert). Anschließend folgen an drei Tagen intramuskuläre Injektionen von 5000 I.E. HCG. 24 Stunden danach (am 4. Tag) wird die zweite Blutentnahme vorgenommen (stimulierter Testosteron-Wert).

Interpretation:

Beim intramuskulären Test erfolgt normalerweise ein Anstieg von Testosteron am vierten Tag auf mindestens 100 ng/dl, wenn keine Anorchie vorliegt und eine Hormon-Therapie eines Maldescensus testis als aussichtsreich angesehen werden soll.

* CHORAGON FERRING

B.5 Spermiogramm

Prinzip:

Globalauskunft über Spermiogenese, Prostata-Vesiculardrüsen und Funktionen der ableitenden Wege sowie über Ejakulationsfähigkeit.

Indikation:

Jegliche Art von Hypogonadismus.

Normalbefund:
Menge	2,0–6,0 ml
Geruch	kastanienblütenartig
Farbe	grau-weiß-gelblich
Konsistenz	zähflüssig/flockig

Verflüssigung in 15–30 Minuten
Spermatozoenzahl über 40 Mill./ml
Spermatozoenmotilität
    sehr lebhaft   40–50 %
    mäßig lebhaft   20–30 %
    unbeweglich   30 %
Spermatozoenmorphologie
    normale Spermatozoen über   60 %
Fruktose über 1200 μ g/ml
pH 7,2–7,8

Ausführung:

Masturbation nach einer Karenzzeit von 4–6 Tagen.

Interpretation:

Dauer eines Spermiogenesezyklus (74 ± 6 Tage) entspricht der Reifezeit vom Spermatogonium bis zum ausgereiften Spermatozoen. Motilität und Zahl der normalen ausgereiften Spermatozoen sind von besonderer Wichtigkeit für die Fertilitätsbeurteilung. Der Fruktosegehalt gibt nur grob und unspezifisch Auskunft über die Leydig-Zellfunktion.

Nach einer Karenz von 4–6 Tagen ist das günstigste Ergebnis hinsichtlich der Motilität und der Spermienzahl zu erwarten, da die Motilität mit zunehmendem Alter der Spermatozoen abnimmt.

B.6 Gestagen-Test

Prinzip:

Durch Progesterongabe wird geprüft, ob bei einer Amenorrhoe ein durch Östrogene proliferiertes Endometrium vorhanden ist.

Durchführung:

10 Tage lang orale Gabe von Gestagen (z. B. 10 mg Medroxyprogesteronacetat, Clinovir[R], per os). 2–3 Tage danach erfolgt in den meisten Fällen eine mehr oder weniger kräftige Entzugsblutung.

Interpretation:

Eine Abbruchblutung (positiver Gestagen-Test) zeigt, daß das Ovar funktionstüchtig ist und in gewissem Umfang durch die hypophysären Gonadotropine stimuliert wird. Die Störungsursache muß somit oberhalb des Ovars im zentralen Bereich liegen. Ein negatives Ergebnis des Tests spricht für ein Östrogendefizit im Rahmen eines hypo- oder hypergonadotropen Hypogonadismus. Uterine Faktoren inklusive Vorliegen einer Schwangerschaft müssen ausgeschlossen werden.

B.7 Östrogen-Test

Prinzip:

Nach negativem Gestagen-Test kann durch die Gabe von Östrogenen bei Verdacht auf uterine Amenorrhoe getestet werden, ob das Endometrium funktionsfähig ist.

Durchführung:

Bei negativem Gestagen-Test können Östrogene in Form eines Zwei-Phasen-Präparates zur Zyklussubstitution 14 Tage lang gegeben werden.

Interpretation:

Bei Absetzen der Medikation tritt eine Entzugsblutung ein (positiv). Ein positives Ergebnis beweist das Vorhandensein von normalem Endometrium; ein negativer Test spricht für uterine Ursache der Amenorrhoe (Schwangerschaft muß selbstverständlich ausgeschlossen werden).

B.8 Clomiphen-Test bei der Frau

Prinzip:

Durch Clomiphen wird die Produktion und Sekretion von LH und FSH aus der Hypophyse gesteigert, wodurch die Östradiolproduktion der Ovarien ansteigt. Im günstigsten Falle kommt es dadurch zu einer Ovulation mit Corpus luteum-Bildung und nachfolgender Menstruationsblutung bzw. Schwangerschaft.

Durchführung:

Nach der Menstruation (bzw. Entzugsblutung nach Gestagen-Test) werden der Patientin im 1. Zyklus 50 mg Clomiphen (Dyneric^R) über 5 Tage oral gegeben. Im 2. und 3. Zyklus werden 100 mg/tgl. verabreicht, ebenfalls 5 Tage lang. Um eine Kumulation von Clomiphen zu vermeiden, kann auch jeweils ein Zyklus bei der Gabe von Clomiphen ausgesetzt werden.
Während des Clomiphen-Tests sollte die Basaltemperatur gemessen werden. Am 8. und 12. Tage nach Beginn des Basaltemperaturanstiegs sollte Progesteron im Plasma bestimmt werden.
Der Clomiphen-Test ist nicht erforderlich bei negativem Gestagen-Test.

Interpretation:

Der Clomiphen-Test wird positiv bewertet, wenn noch nach 3 Anwendungszyklen eine Menstruation nach ovulatorischem Zyklus erfolgt. Die Progesteronbestimmung soll an den postovulatorischen Tagen 8 und 12 normale Werte zeigen. Sonst gilt der Test als negativ.
Ist der Clomiphen-Test positiv, so ist Clomiphen die adäquate Therapie zur Ovulationsauslösung.

B.9 HMG-Stimulationstest

Prinzip:

Humanes Menopausen-Gonadotropin stimuliert die Östrogenproduktion des Ovars.

Indikation:

Nachweis von endokrinem Ovargewebe bei Intersexualität z. B. Pseudohermaphroditismus femininus. Ausschluß einer reinen Gonadendysgenesie.

Durchführung:

Blutentnahme für Östradiolbestimmung (Basalwert). Anschließend erfolgen intramuskuläre Injektionen von je 150 E. HMG an drei aufeinanderfolgenden Tagen.
Blutentnahme für stimulierten Östradiolspiegel am 4. Tag.

Interpretation:

Östradiol sollte bei vorhandenem Ovargewebe deutlich angestiegen sein (bis in den unteren Erwachsenenbereich).

B.10 TRH*-Stimulationstest

Prinzip:

TRH, (Thyreotropin-Releasing-Hormon) setzt außer TSH (s. Kap. Schilddrüse, S. 51) auch Prolactin aus der Hypophyse frei.

Indikation:

Bei Verdacht auf vermehrte Prolactin-Aktivität im Serum, bei Galaktorrhoe evtl. mit Gynäkomastie.

Durchführung:

5 ml Blutabnahmen erfolgen zur Bestimmung von PRL zu den Zeitpunkten 0, 30 und 60 Minuten. Zum Zeitpunkt 0 werden 200 μg (100 μg/m^2 Körperoberfläche) TRH intravenös im Bolus gegeben.
Der TRH-Test kann mit dem LH-RH**-Test kombiniert werden, indem LH-RH und TRH in einer Spritze aufgezogen werden.

Interpretation:

Im Wachzustand können die Basalwerte für PRL im Bereich der unteren Meßgrenze liegen. Erhöhte Basalwerte beim Mann über 15 ng/ml Prolactin, bei der Frau über 25 ng/ml sind zu kontrollieren. Der stimulierte Wert sollte mindestens doppelt so hoch wie der Basalwert sein.

---

* TRH-FERRING
** LH-RH-FERRING

B.11 Metoclopramid-Stimulationstest

Prinzip:

Nach i.v. Gabe von Metoclopramid kommt es durch Hemmung dopaminerger Rezeptoren zur Stimulation der Prolactin-Sekretion.

Durchführung:

2 basale Blutentnahmen in 10minütigen Abständen. Anschließend werden 10 mg Metoclopramid (Paspertin^R) i.v. injiziert. Eine erneute Blutentnahme erfolgt nach 25 Minuten. PRL (RIA) im Serum wird bestimmt.

Interpretation:

Ein stimulierter PRL-Wert von 300 µg/l gilt als normal, ein Anstieg auf 300–400 µg/l weist auf eine latente Hyperprolactinämie und ein Anstieg auf mehr als 400 µg/l auf eine manifeste Hyperprolactinämie hin.
Der Metoclopramidtest kann mit dem LH-RH-Test kombiniert werden.

8. Endokrinologische Notfälle

8.1 Hypophysäres Koma

a. Ätiologie:

Die akute Hypophysen-Vorderlappen-Insuffizienz tritt bei einem Totalausfall z. B. nach Hypophysektomie auf.
Ferner kann es bei Patienten mit chronischer HVL-Insuffizienz zu einer Exazerbation bei einer ungewöhnlichen Belastungssituation (Unfall, Operation, Infektion) zu einem hypophysären Koma kommen.

b. Symptome:

Ausgeprägte Hypothermie, Hypotonie, Bradycardie, Hypoventilation, niedriger Blutzucker (im Gegensatz zum hypothyreoten Koma); kalte, blasse Haut (DD: Addison-Krise: Hautpigmentation); Anzeichen eines Hypogonadismus (bei vorher bestehender chronischer Insuffizienz).

c. Diagnose:

Elektrolyte (Wasserintoxikation mit Dilutionshyponatriämie)
Osmolalität des Serums erniedrigt < 280 mosm/kg
Harnstoff im Serum normal 10–50 mg/dl (1,7–8,3 mmol/l)
Glucose im Plasma < 100 mg/dl (Hypoglykämie)
Blutgasanalyse wegen Hypoventilation
Cortisol und Thyroxin im Plasma erniedrigt.

d. Therapie:

Beatmung bei ungenügender Ventilation, (pCO$_2$ > 60 mmHg).
Sofort 100 mg Hydrocortison i.v., anschließend 200 mg pro Tag i.v. 500 μl L-Thyroxin i.v. anfangs, danach 100 μg pro Tag. Hochprozentige Glucoselösung bei Hypoglykämie. Wasser und Elektrolythaushalt bilanzieren, bei Dilutionshyponatriämie: osmotische Diuretika (z. B. Osmofundin[R]).

8.2 Hypothyreotes Koma

a. Ätiologie:

Das hypothyreote Koma ist meist der Endzustand nach zeitlich langanhaltender oder schlecht überwachter Hypothyreose. Außer dem Schilddrüsenhormonmangel kommt meist ein zusätzlich belastender Faktor wie z. B. Kälteexposition, Unfall, Infektion, Tranquilizer oder Alkohol zur aktuellen Auslösung eines Komas hinzu.

b. Symptome:

Hypothermie, Bradycardie, Hypotonie, Schwäche der Atemmuskulatur, Hypoxie, Hyporeflexie und Hyperkapnie; Müdigkeit, Apathie, Desorientiertheit gehen voraus.
Differentialdiagnostisch ist in erster Linie an eine HVL-Insuffizienz zu denken.

c. Diagnose:

Erniedrigte Körpertemperatur (evtl. Hypothermie-Spezialthermometer) T_4 und FT_4 erniedrigt.
Basales TSH bzw. im TRH-Test stimuliertes TSH extrem hoch.
Kontrolle von Blutbild, Elektrolyte (Hyponatriämie), Harnstoff, Kreatinin.
Glucose, Hk, Cortisol (RIA) im Plasma
Blutgasanalyse wegen Hypoventilation, respiratorische Azidose
Die Enzyme CK, GOT, GPT, LDH, ß-HBDH können stark erhöht sein.

d. Therapie:

Substitutionstherapie 500 μg L-Thyroxin i. v. in die Tropfinfusion sofort, anschließend 100 μg pro Tag für 10 Tage.
Langsame Wiedererwärmung (1 °C pro Stunde) mit Bettdecke ohne Heizkissen.
100–200 μg Hydrocortison pro Tag als Dauerinfusion per infusionem. Bei Hypoxie und Hyperkapnie evtl. Intubation und maschinelle Beatmung. Flüssigkeitsrestriktion wegen Dilutionshyponatriämie.

8.3 Thyreotoxische Krise

a. Ätiologie:

Akute, krisenhafte Verschlechterung einer Hyperthyreose, die aufgrund einer unzureichenden oder falschen Behandlung einer Hyperthyreose bzw. einer Resektion der Schilddrüse ohne Prämedikation entstehen kann. Es spielen als auslösende Faktoren Unfälle, Operationen, Pneumonie, Embolie, Insulinhypoglykämie oder das plötzliche Absetzen einer thyreostatischen Therapie eine vorrangige Rolle. Ferner kann eine thyreotoxische Krise nach Überdosierung von TSH im TSH-Test und T_3 im Suppressionstest entstehen.

b. Symptome:

Tachykardie bis 200 Schläge/min, Herzinsuffizienz
Hohes Fieber bis zur Hyperthermie
Große körperliche Schwäche
Starke innere und motorische Erregtheit
Deliranter Zustand, Halluzinationen,
schließlich Dämmerzustand und tiefes Koma;
heiße trockene Haut, rasche Exsikkose.
Komplikationen:
Kardiale Dekompensation; starke Durchfälle mit Kräfteverfall; Zeichen der Bulbärparalyse, Lungenembolie, Pneumonie.

c. Diagnose:

Anamnese und klinische Symptome sowie T_3, T_4 und FT_4 stark erhöht.

d. Therapie:

Bei Verdacht auf eine thyreotoxische Krise muß, ohne die Ergebnisse der Hormonbestimmung abzuwarten, behandelt werden:

1. Überangebot an Schilddrüsenhormon
   a) Thiamazol, Methimazol (Favistan^R), 1 Ampulle = 40 mg; 160–240 mg täglich i.v.
   Bemerkung: Keine Perchlorate; sie wirken kompetitiv zum Jod.
   b) Endojodin (1 Ampulle = 2 ml = 0,236 g Jod) 6 x 2 ml i.v. täglich.
   Bemerkung: Rascher Wirkungseintritt, Dauertherapie nicht möglich.
2. Drohende NNR-Insuffizienz
   Hydrocortiscon 200 mg täglich i.v. oder Prednisolon 50 mg täglich i.v. falls mineralocorticoide Wirkung nicht erwünscht. (Ödem!)
3. Exsikkose, Elektrolytverlust (Diarrhoe, Erbrechen, Schwitzen)
   a) Infusionen entsprechend ZVD, RR und Laborwerten durchschnittlich 4–6 l täglich.
   b) Heparinisierung
   Bemerkung: Häufige Todesursache Lungenembolie infolge Thrombosen, infolge Exsikkose.
4. Hyperthyreote Myocardiopathie
   a) Tachycardie, Tachyarrhythmie (bis 200/Minute) ß-Rezeptorenblocker (Propanolol 1 mg/min, maximal insgesamt 10 mg)
   b) bei Herzinsuffizienz: Digitalis
5. Hyperthermie (bis + 40 °C): Hibernation
6. Hyperthyreote Enzephalopathie (Lähmungserscheinungen im Gebiet der Hirnnerven, bes. IX; bulbäre Paralyse mit Schluck- und Artikulationsstörungen; innere motorische Erregtheit oder Apathie; Delirium; Koma)
   Reserpin 1 mg i.v., weitere Dosierung nach klinischem Bild, bis 6 mg täglich und/oder
   Diazepam 5 mg i.v. oder
   lytischer Cocktail (zur Vorbereitung der Hibernation)

Reserpin	2,5 mg	
Pethidin spez.	50 mg	
Promethazin	50 mg	davon je 4 ml i.v.

7. Bei schweren Stadien mit Stupor und Somnolenz hat sich die Plasmapherese bewährt.

8.4 Hypercalcämische Krise

a. Ätiologie:

Die akute, lebensbedrohliche Krise ist ein sehr selten auftretendes Krankheitsbild. Als Ursache stehen Malignome mit Knochenmetastasen, Myelome und Leukämien im Vordergrund. Ferner kann die hypercalcämische Krise bei einem Hyperparathyreoidismus und einer Vitamin-D-Intoxikation vorkommen. Die Entstehung der Krise dauert Stunden oder Tage.

b. Symptome:

renal:	Oligurie, Azotämie
vorher:	Polyurie, Hyposthenurie, metabolische Alkalose
gastrointestinal:	Inappetenz, Erbrechen, Obstipation
kardial:	QT-Verkürzung, Bradykardie, Arrhythmie, Digitalisüberempfindlichkeit
neurol.:	Adynamie, Hyporeflexie, neuropathol. Bild
psychisch:	Desorientierung, Verwirrtheit, Somnolenz, Koma

c. Diagnose:

1. Anamnese und klinische Symptome
2. Ca^{++} im Serum > 16 mg/dl
3. Phosphat im Serum $< 2,5$ mg/dl
4. Harnstoff und Kreatinin in den meisten Fällen erhöht.
5. PTH erhöht bei endokrin aktivem Tumor > 400 pg/ml (40 pmol/l)

d. Therapie:

Bei ausreichender Nierenfunktion: 3–8 l physiologische NaCl-Lösung täglich infundieren, zusätzlich Kaliumsubstitution. Forcierte Diurese mit Furosemid (Lasix^R) 40–400 mg. Bei Oligurie-Anurie: Phosphatinfusion (0,081 mol Na_2HPO_4 ± 0,019 mol KH_2PO_4 in 1000 ml 5 %iger Glucoselösung innerhalb 8–12 Stunden)

Hydrocortison 100–200 mg pro Tag

Der Ca-Abfall beginnt sofort und hält mehrere Tage an. Bei Wiederholung droht Organverkalkung.

Überwachung von: EKG, RR, Puls, Harnausscheidung, Elektrolyte, Blutbild, Blutgasanalyse, Harnstoff und Kreatinin.

Cave: Kein Digitalis!

8.5 Akute Nebennierenrindeninsuffizienz (Addison-Krise)

a. Ätiologie:

Als Ursache der lebensbedrohlichen, akuten NNR-Insuffizienz spielen eine plötzliche belastende Verschlimmerung durch z. B. Trauma, Infekt einer bisher nicht bemerkten chronischen Insuffizienz eine Rolle sowie nach bilateraler Adrenalektomie ohne Substitutionsbehandlung und ein abruptes Absetzen einer chronischen Glucocorticoidtherapie.

Eine akute NNR-Insuffizienz bei Sepsis (häufiger im Kindes- und Kleinkindesalter durch Meningokokken hervorgerufen), das Waterhouse-Friedrichsen-Syndrom, eine NNR-Blutung nach Geburtstrauma bei Antikoagulantientherapie oder eine Nebennierenvenenthrombose führen ebenfalls zur Addison-Krise.

b. Symptome:

Erbrechen, Durchfall, Apathie, Muskelschwäche, Hypotonie, Kreislaufschock.
Beim Waterhouse-Friedrichsen-Syndrom: rascher Fieberanstieg, hohes Fieber, Schock, Meningismus und petechiale Haut- und Schleimhautblutungen.

c. Diagnose:

ACTH (RIA) und Cortisol (RIA) für spätere Bestimmung
Absolute Eosinophilie < 50 pro mm^3 (normal im Streß > 50 pro mm^3)
Na/K-Quotient im Serum < 20 (normal > 30)
Blutgasanalyse: metabolische Azidose
Hk erhöht   > 0,46
Harnstoff erhöht   > 10–50 mg/dl (> 1,7–8,3 mmol/l)
Glucose erniedrigt   < 100 mg/dl (< 5,55 mmol/l)
Blutkultur bei Infekten

d. Therapie:

1. sofort

   100 mg Hydrocortison in 0,9 % NaCl als Kurzinfusion + 50 ml 40 % Glukose
2. am 1. und 2. Tag:

   200–400 mg Hydrocortison/24 Std. in die Infusion. 200 g Glukose/24 Std., z. B. 500 ml Glukose 40 %.

   Der mineralocorticoide Effekt des Hydrocortisons im Gegensatz zu synthetischen Corticosteroiden ist hier erwünscht.
3. Die physiologische Na-Cl-Lösung ca. 2500 ml/24 Std. reicht bei unkompliziertem Verlauf als alleinige Maßnahme, um die Folgen des Mangels an Mineralcorticoiden zu beseitigen.
4. Arterenol-Infusion (2–5 mg/500 ml), nur wenn nach Volumensubstitution und Elektrolytausgleich immer noch Hypotonie besteht. Angiotensin ist in der Addison-Krise nur mäßig wirksam.
5. Aldosteron (Aldocorten^R) 0,5 mg i.v. alle 8 Stunden als Zusatz zu den Infusionen am 1. Tag. Nur bei starker Hämokonzentration, ausgeprägter Hyponatriämie; Gefahr der Überhydrierung mit Lungen-, Hirn-Ödemen. Im allgemeinen (Erwachsene) ist diese Maßnahme nicht notwendig beim Einhalten obiger Anweisungen.
6. Bei infektiöser Ursache der Addison-Krise: Antibiotikaabschirmung mit einem Breitspektrum-Antibiotikum.
7. Schrittweiser Abbau der Substitutionstherapie auf die Erhaltungsdosis innerhalb von 3–6 Tagen:

   Cortisonacetattabl. (25 mg–35 mg/die oral, 9-Fluorohydrocortison 0,1 mg/die oral).

   In stündlichen Kontrollen sollten Puls, Temperatur, ZVD und RR kontrolliert werden. Außerdem sind die Diurese und das Körpergewicht zu überwachen.

e. Pathophysiologie:

1. Mangel an Glucocorticoiden
   Störung des Kohlenhydratstoffwechsels, gesteigerte Insulinempfindlichkeit → Hypoglykämie → Konvulsionen, Koma. Störung des Eiweiß- und Fettstoffwechsels → Gewichtsverlust, Asthenie, Ketoazidose
   Einfluß auf das ZNS → endokrines Psychosyndrom
   ACTH-Ausscheidung erhöht → Hyperpigmentation
2. Mangel an Mineralocorticoiden
   hypotone Dehydratation (Hyponatriämie, Hypochlorämie)
   Hypotonie (RR < 70 mmHg → Oligurie) → Adynamie, Tachycardie, Übelkeit, Erbrechen, Apathie, Bewußtseinsstörungen
   Hyperkaliämie → Paresen, Arrhythmien, Bewußtseinsstörungen
3. Sekundärer Hyperreninismus
   hypothetische Ursache der schweren kolikartigen Abdominalschmerzen.

Im Diagnostikum genannte FERRING-Präparate

ACORTAN simplex (ACTH) (Corticotrophin INN) Amp. 30 I. E.

CHORAGON Amp. (HCG) (Choriongonadotrophin INN) 500 I. E., 1500 I.E., 5000 I.E.

DEXAMETHASON Tabl. 0,5 mg

LH-RH Amp. (Gonadorelin INN) 100 μg

LUTRELEF (LH-RH) (Gonadorelin INN) 0,8 mg und 3,2 mg

MINIRIN 0,1 mg (Desmopressin-diacetat INN), (Amp. 4 μg)

POSTACTON Amp. (synth. 8-LVP, Lypressin INN) 10 I. E.

TRH Amp. (Protirelin INN) 200 μg

ZYKLOMAT-HORMON-PUMPE (Pumpe zur pulsatilen Applikation flüssiger Arzneimittel)

FERRING ARZNEIMITTEL GMBH
Wittland 11 · D-2300 Kiel 1
Telefon (04 31) 58 69-0

Literatur

Goodman, L.S./Gilman, A. (Eds.): The pharmacological Basis of Therapeutics. MacMillan, New York, 1980.

Klein, E./Reinwein, D. (Hrsg.): Klinische Endokrinologie. Schattauer, Stuttgart, 1978.

Labhart, A. (Ed.): Klinik der inneren Sekretion. Springer, New York 1978.

Oberdisse, K./Klein, E./Reinwein, D. (Eds.): Die Krankheiten der Schilddrüse. Georg Thieme, Stuttgart, 1980.

Williams, R.H. (Ed.): Textbook of Endocrinology, 6th Ed. W.B. Saunders, Philadelphia, 1981.